ELMAR TRUNZ-CARLISI | ELISABETH LANGE

Die 50 besten GU Tipps

STRAFFE FORMEN

Figur in Form

Kaum eine Frau hat nichts an ihrer Figur zu mäkeln: Der Bauch könnte etwas dünner, der Po etwas straffer sein und ein wenig muskulösere Arme und Beine wären auch schön. Doch der Weg dahin scheint hart, steil und steinig. Ist er aber gar nicht: Fangen Sie ganz einfach klein an und steigern Sie sich langsam, aber sicher.

KEINE FRAGE: WENN SIE SICH DAZU ENTSCHLOSSEN HABEN, durch gezieltes Training Ihre Figur zu verbessern, Ihren Körper zu straffen, wollen Sie Effekte sehen und spüren. Mit den 50 Tipps für »Straffe Formen« wird Ihnen das auch gelingen, und zwar mit Fitness-Aktivitäten, die genau zu Ihnen passen und Ihnen Spaß machen.

Die Wahrheit über Körperstraffung

Es ist völlig normal und von der Natur so vorgesehen, dass sich im Laufe des Lebens Veränderungen an der Figur und vor allem an der Haut bemerkbar machen. Frauen besitzen im Unterschied zu Männern einen höheren Körperfettanteil und eine deutlich flexiblere Bindegewebsstruktur. Wachsende Fettzellen können sich deshalb leichter durch das Bindegewebe hindurchzwängen und sich als kleine, störende Unebenheiten – die gefürchtete Cellulite – bemerkbar machen. Je mehr Fett im Unterhautgewebe gespeichert ist und je schlaffer die Muskulatur ist, desto stärker ist dieser Effekt zu sehen.

Damit ist gleichzeitig klar, wo der Hebel anzusetzen ist, um genau diesen unerwünschten Veränderungen entgegenzuwirken: Bringen Sie Ihre Muskeln in Form, und bauen Sie gleichzeitig überschüssiges Fettgewebe ab. Klingt schwierig? Geht aber – und zwar mit einem überschaubaren Aufwand an Energie und Zeit! Und dazu brauchen Sie garantiert keine Spezialsalben, Wundermittel oder Zaubergeräte, die mit falschen Versprechungen werben. Es reicht gezielte Bewegung, die zu Ihnen passt, und vielleicht einige Tricks im Bereich Ernährung!

Und so geht's

Mit effektiven Kräftigungsübungen – wenn Sie möchten, ganz ohne Geräte oder mit einfachen Hilfsmitteln – erhöhen Sie die Grundspannung Ihrer Muskulatur, den Muskeltonus. Dabei nimmt auch das Muskelvolumen ein wenig zu. Dadurch erhöht sich automatisch auch die Spannung des über den Muskeln liegenden Gewebes. Übungen zur Muskelstraffung fördern zudem die Festigkeit des Geflechts der Kollagenfasern, die die Fettzellen quasi »einzäunen«. Sie haben jetzt gar keine Chance mehr, bis an die Oberfläche der Haut vorzudringen und sich als Orangenhaut zu zeigen. Außerdem richten gleichmäßig trainierte Muskeln die Körperhaltung auf, sodass

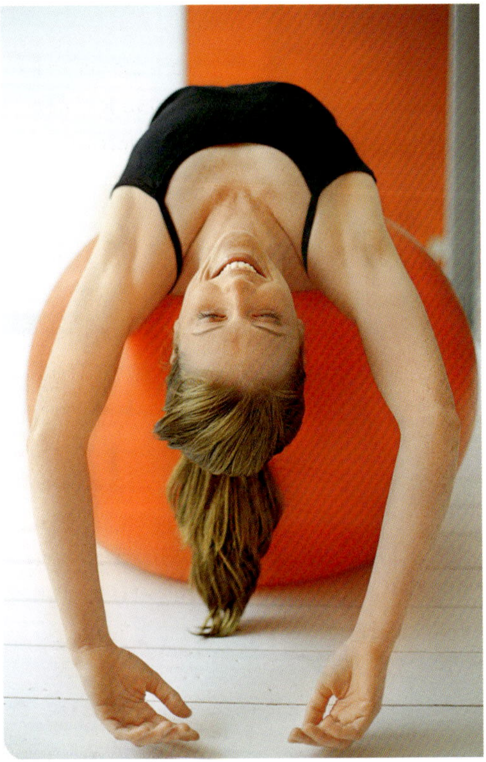

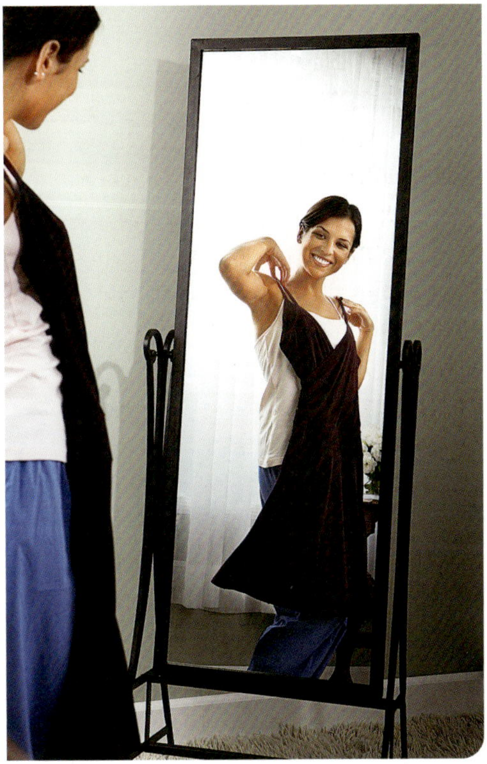

die gesamte Figur sportlicher und attraktiver erscheint. Die folgenden 50 Tipps versorgen Sie mit dem nötigen Praxiswissen, um genau diese Effekte mit vertretbarem Aufwand zu erreichen.

Kein Patentrezept, sondern individuell auswählen und kombinieren

Dieses Buch liefert Ihnen 50 Erfolgstipps aus der Praxis, mit denen Sie Step-by-Step Ihre Wunschfigur erreichen werden. Jeder einzelne Tipp kann Sie dabei einen Schritt weiterbringen, aber Sie bestimmen, welcher es sein soll. Welche Tipps, Tricks, Übungen und Details Ihnen liegen oder bei Ihnen effektiv wirken, werden Sie schnell für sich herausfinden. Denn das kann individuell durchaus stark variieren. Deshalb sind die Tipps so ausgewählt, dass Sie jeden separat lesen und sofort umsetzen können. Starten Sie einfach mit dem Trick, auf den Sie gerade Lust haben. Denn das Wichtigste für die Veränderung Ihrer Figur ist – dass Sie damit anfangen!

Wenn Sie möchten, können Sie die 50 GU-Tipps für straffe Formen aber auch im Sinne eines Masterplans nutzen, denn die einzelnen Tipps fügen sich als Mosaiksteine zu einem stimmigen Gesamtkonzept zusammen. Im Mittelpunkt stehen Übungen, Empfehlungen und Praxistipps, die zu Ihrem Leistungsvermögen und Ihrem Körpertyp optimal passen. So ist es ein Unterschied, ob Sie schon mitten im Training stecken oder ob Sie länger inaktiv waren und jetzt neu oder wieder einsteigen. Entsprechend sanfter dosiert sind die Empfehlungen für Einsteiger, während Fortgeschrittene intensiver trainieren dürfen.

Unser Muskelfitness-Test zeigt Ihnen, wo Sie heute stehen. Die Statur des Körpers und auch die Arbeitsweise des Stoffwechsels sind zum Teil genetisch definiert. Deshalb ist es sinnvoll, das Training auch nach dem entsprechenden Körpertyp auszurichten. In diesem Buch werden Sie auch erfahren, welche Trainingsschwerpunkte zu Ihrem Körpertyp am besten passen.

Letztlich muss auch das Zusammenspiel von Bewegung und Ernährung aufeinander abgestimmt sein, denn die besten Erfolge ergeben sich aus der Kombination aus gezielter Bewegung mit einer gesunden Ernährung. Besonderes Augenmerk haben wir dabei auf die Versorgung des Körpers mit hochwertigem Protein gelegt. Denn das ist der Baustein für leistungsfähige und stoffwechselaktive Muskeln – die Garanten für einen straffen, attraktiven und gesunden Körper.

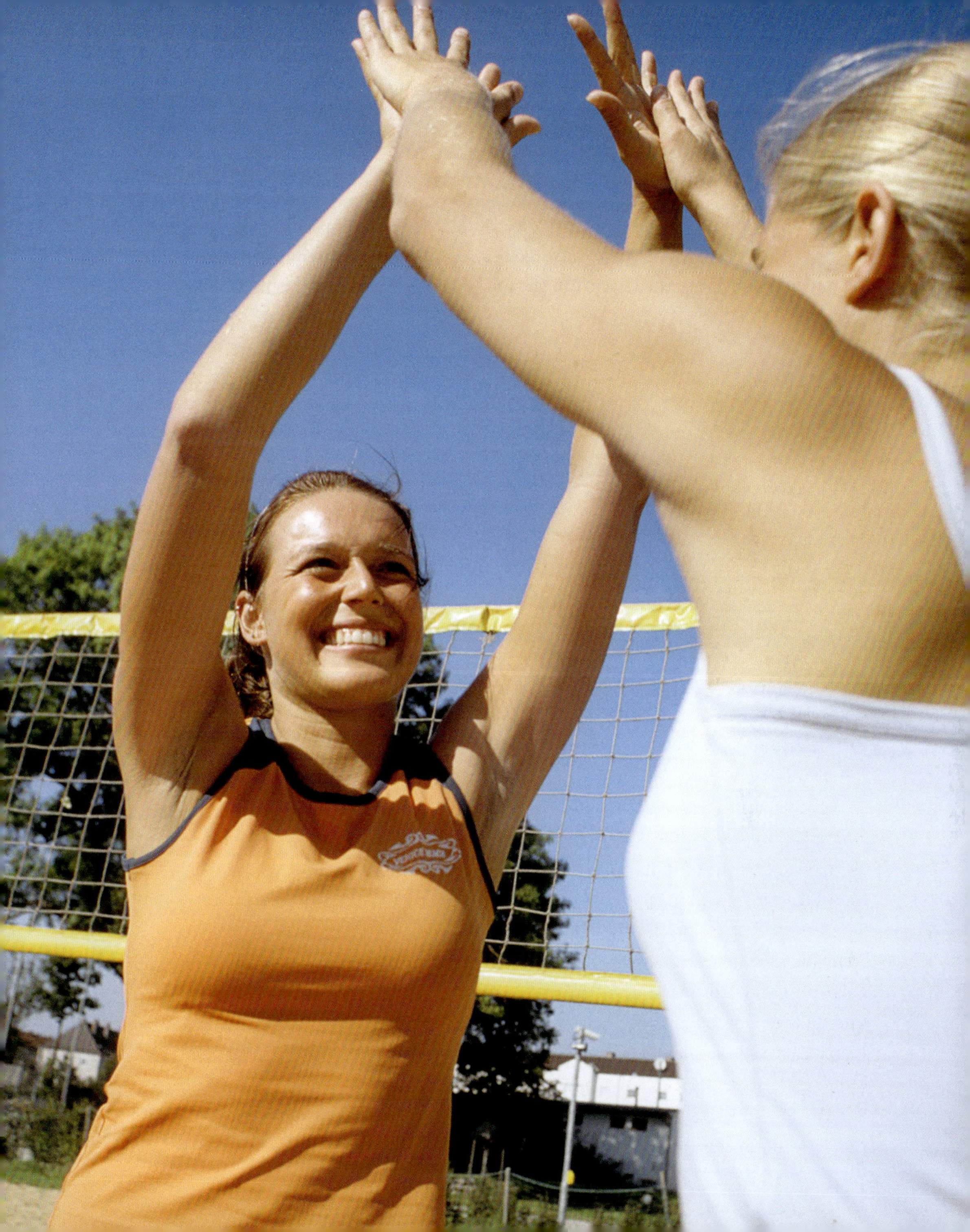

TIPP 01

Muskel-TÜV: Testen Sie Ihre Kraft

WIE STEHT ES UM IHRE MUCKIS? Sind sie stark und wohlgeformt, oder erinnern sie eher an Pudding? Mit nur drei einfachen, aber aussagekräftigen Tests können Sie herausfinden, wo Ihre Stärken und Schwächen liegen. Danach können Sie sich gezielt Übungen für die schlecht ausgeprägten Muskeln aussuchen und so Ihre Figur harmonisch stylen. Wiederholen Sie den Test alle vier bis sechs Wochen, damit Sie die Verbesserungen verfolgen können – das motiviert besonders.

DIE BODYFORMER – UNSERE GROSSEN MUSKELGRUPPEN

Beim Muskel-TÜV geht es nicht um einzelne, kleine Muskeln, sondern um große Muskelgruppen im Zusammenspiel. Denn diese sind es auch, die Ihren Körper straff und fit wirken lassen. Der Check widmet sich dabei drei Bereichen: den Bein-, Hüft- und Gesäßmuskeln, den Bauch- und Rückenmuskeln, den Brust-, Schulter- und Armmuskeln.
Zur Auswertung Ihrer Ergebnisse nutzen Sie die folgende Übersicht.

1 BEIN-, HÜFT- UND GESÄSSMUSKELN	2 BAUCH- UND RÜCKENMUSKELN	3 BRUST-, SCHULTER- UND ARMMUSKELN	MUSKELGRUPPE/ ERGEBNIS
Eine Steigerung zur Grundposition klappt nicht.	Eine Steigerung zur Grundposition klappt nicht.	unter 20 Wiederholungen	Level 1 (unterdurchschnittlich)
Sie halten die Position mit angehobenem Arm.	Sie halten die Grundposition mit angehobenem Bein.	20–30 Wiederholungen	Level 2 (durchschnittlich)
Sie halten die Position mit angehobenem Arm und Bein.	Sie halten die Grundposition mit angehobenem Bein und Arm.	über 30 Wiederholungen	Level 3 (überdurchschnittlich)

Muskel-TÜV, die Tests

1 Bein-, Hüft- und Gesäßmuskeln
Drücken Sie sich aus der Seitlage in den Unterarmstütz. Pressen Sie den Fußaußenrand aktiv in den Boden und halten Sie Fuß- und Kniegelenke stabil. Halten Sie den gesamten Körper in einer Linie (= Grundposition). Heben Sie zur Steigerung zuerst einen Arm nach oben, dann das obere Bein.

2 Bauch- und Rückenmuskeln
Gehen Sie in den Vierfüßlerstand. Heben Sie die Knie 2–3 Zentimeter vom Boden an. Spannen Sie die Bauchmuskeln an, damit das Becken stabil und der Rücken gerade bleibt (= Grundposition). Strecken Sie dann ein Bein in Verlängerung des Rückens. Schwierigste Stufe: Können Sie zusätzlich den diagonalen Arm anheben und das Gleichgewicht ausbalancieren?

3 Brust-, Schulter- und Armmuskeln
Gehen Sie mit angewinkelten Beinen in den Liegestütz; die Beine liegen etwas oberhalb der Knie auf. Führen Sie ohne Schwung in gleichmäßigem Tempo so viele Liegestütz wie möglich durch. Senken Sie den Körper, bis die Brust etwa 10 Zentimeter Abstand zum Boden hat. Drücken Sie sich nur soweit nach oben, bis die Ellbogen annähernd, nicht jedoch ganz gestreckt sind. Halten Sie den Rücken stets stabil in einer Linie.

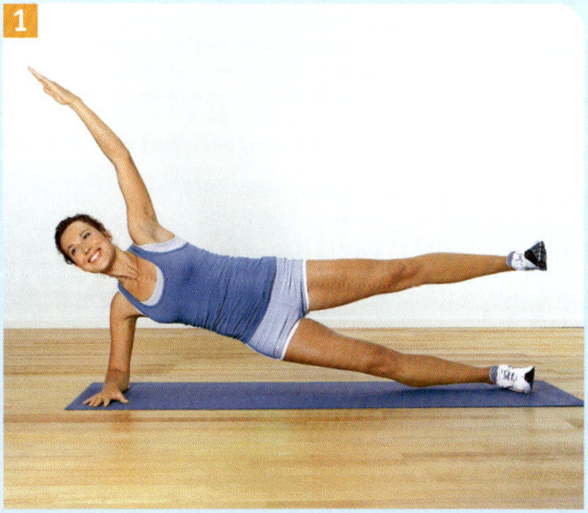

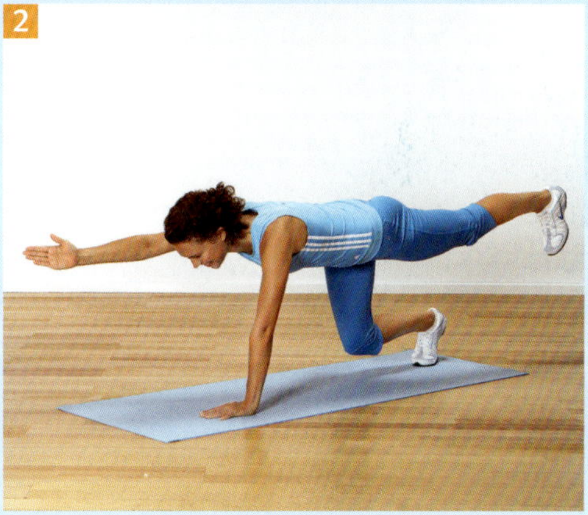

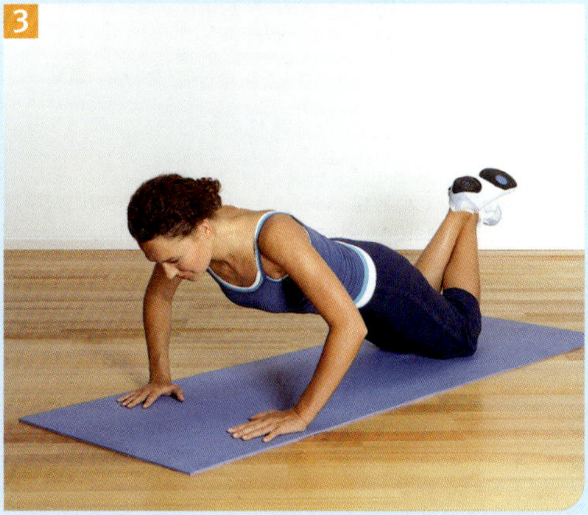

TIPP 02

Wir sind nicht alle gleich – typgemäß trainieren

FÜR JEDEN KÖRPERTYP DAS RICHTIGE TRAINING: Hoch gewachsen und schon fast dürr, groß und kräftig, zierlich und schlank oder mittelgroß und mollig – wenn Sie bei einem Stadtbummel genau hinschauen, wird Ihnen deutlich, wie unterschiedlich wir Menschen sind. Ist es da nicht nur logisch, auch unsere Bemühungen um eine gute Figur darauf abzustimmen? Gewichten Sie den Ausdauer- und Kraftanteil beim Training Ihrem Körpertyp entsprechend und setzen Sie Akzente.

GENETISCH DEFINIERT: DER KÖRPERTYP

Genetisch bedingt gibt es Unterschiede im Körperbau: Grundsätzlich kann man einen hageren (ektomorphen), einen athletischen (mesomorphen) und einen rundlichen (endomorphen) Körpertyp unterscheiden. Da es in der Natur nicht langweilig ist, gibt es auch noch Mischtypen, die aber für die Trainingsplanung weniger bedeutend sind. Die Unterschiede ergeben sich einerseits aus der Beschaffenheit der Muskulatur: Je nach erblicher Veranlagung sind die Muskelfasern unterschiedlich zusammengesetzt, denn es gibt Fasertypen, die stärker auf Kraft- oder auf Ausdauerreize reagieren. Andererseits spielt auch der Stoffwechsel eine große Rolle: So verstoffwechseln ektomorphe Typen überschüssige Energie eher als Wärme, während sie bei endomorphen Menschen bevorzugt als Fettgewebe deponiert wird. Beides wirkt sich natürlich ganz unterschiedlich auf die jeweilige Figur aus.

› **Wichtig:** Welchem Typ Sie sich auch immer zuordnen: Das Training unterscheidet sich nicht grundsätzlich, wohl aber in seiner Akzentuierung und Dosierung.

Welcher Körpertyp ähnelt Ihnen am meisten?

1 Hagerer, ektomorpher Typ
Sie sind insgesamt schlank, recht groß oder aber sehr zierlich. Pölsterchen zeigen sich meist an Oberschenkeln, Po und im Bauchbereich. Menschen mit ektomorphem Körperbau profitieren besonders von einem Krafttraining, das den Körper formt, Konturen verleiht, die Haltung unterstützt und das Gewebe strafft. Im Verlauf des Trainings kommt es dann zum Fettabbau.

2 Athletischer, mesomorpher Typ
Sie verfügen über eine recht ausgeprägte Muskulatur, auch wenn Sie möglicherweise einige Pfunde zuviel an Fettgewebe stören. Bei Ihnen führt der effektivste Weg über eine Betonung des Ausdauertrainings. Krafttraining ist ebenfalls sinnvoll. Wählen Sie allerdings vor allem die Übungen aus, bei denen Sie viele Wiederholungen schaffen (20 und mehr). Sie setzen damit den Akzent auf ein Kraftausdauertraining mit entsprechendem Straffungseffekt.

3 Rundlicher, endomorpher Typ
Ihr Körperfettgewebe verteilt sich über den gesamten Körper, ballt sich aber im Bereich des Bauchs und der Hüften. Ihre Körpersilhouette zeigt Kurven, das Gewebe fühlt sich weich an. Sie nehmen insgesamt leicht zu und besitzen einen relativ geringen Anteil an Muskulatur. Sie profitieren von einer Kombination aus Kraft- und Ausdauertraining. Richten Sie Ihr Krafttraining auf Muskelaufbau aus, damit Sie einen höheren Grundumsatz erreichen.

Ordnen Sie sich einfach dem Körperbautyp zu, der am besten zu Ihrer Körpersilhouette passt.

1
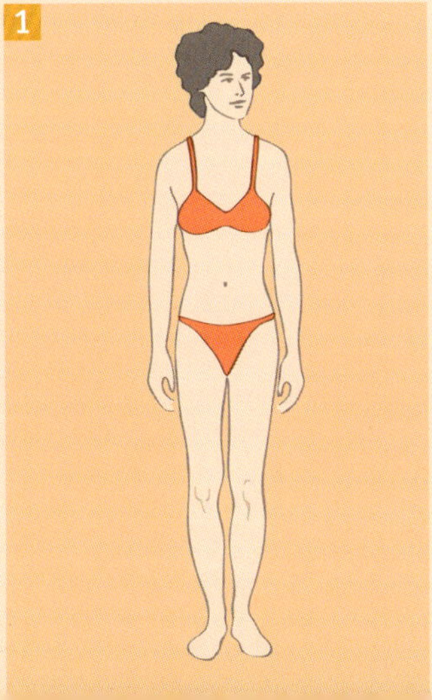

2
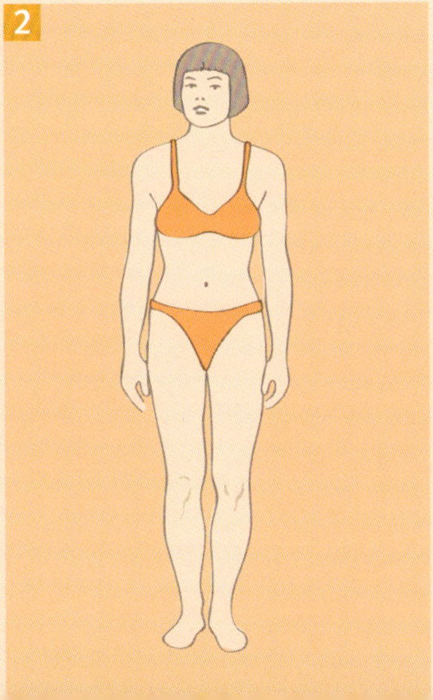

3
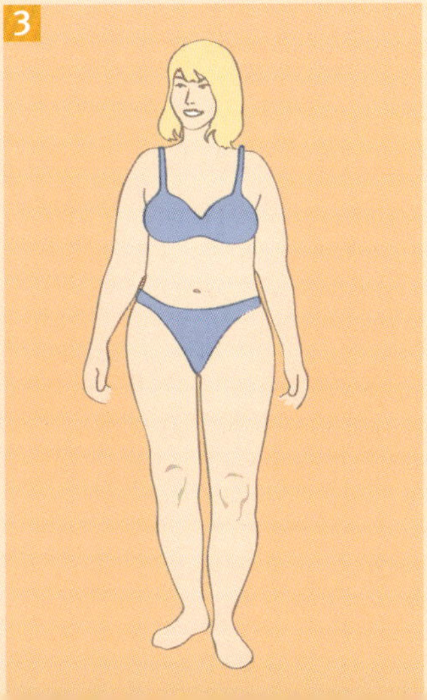

TIPP 03

Sport als Appetithemmer nutzen

GLEICHZEITIG KALORIEN VERBRAUCHEN UND DEN HUNGER DÄMPFEN – das möchten alle gerne, die sich immer wieder um ihre straffe Figur sorgen. Schlankheitspräparate und Wunderdiäten zum Abnehmen schmälern allerdings eher den Geldbeutel als die Taille. Aber was tun, wenn einen der Hunger plagt? Ein Mittel: Sich aufraffen und zum Sport gehen. Aber macht Bewegung nicht erst recht hungrig? Nein, glücklicherweise nicht. Auch wenn das auf den ersten Blick widersinnig erscheint: Wer losläuft, rennt oder rudert, verspürt weniger Hunger und verbrennt gleichzeitig mehr Kalorien – und das Beste daran: Bewegung entspannt und macht schön.

NACH DEM TRAINING ISST MAN WENIGER

Früher fürchteten Experten, dass mehr Bewegung zwar die Energieverbrennung ankurbelt, aber danach eben auch den Appetit entsprechend steigert. Damit wäre das Ganze ein Nullsummenspiel, und am Ende brächte Sport keinen Vorteil beim Abnehmen. Neue Studien aus Großbritannien zeigen jedoch, dass intensives Training die Hormone ansteigen lässt, die den Appetit hemmen. Das Level des Hunger erzeugenden Botenstoffs Grehlin bleibt jedoch unverändert. Fragte man Testpersonen nach dem Training, fühlten sie sowohl nach Ausdauer- als auch nach Muskeltraining weniger Hunger als sonst. Allerdings war der Effekt beim Laufen stärker als beim Gewichtheben. Nur nach einem harten Training aßen die Sportler zwar etwas mehr, aber ihr Energieverbrauch lag erheblich höher als bei der Vergleichsgruppe ohne Bewegung. Es bleibt also am Ende immer ein Gewinn in der Energiebilanz, der das Abnehmen leichter macht.

Ausdauer stoppt den Hunger

Als »Appetitzügler« ist die beliebte Freizeitsportart Nordic Walking besonders geeignet. Beim Walken mit den Stöcken ergeben sich eine ganze Reihe an Vorteilen:

› Sie erreichen – bei gleicher Pulsfrequenz – einen etwa zehn Prozent höheren Kalorienverbrauch als beim Walking, und durch die Stöcke wird auch die Arm- und Oberkörpermuskulatur aktiviert.

› Die Gelenkbelastungen sind im Vergleich zum Joggen nur etwa halb so groß.

Allerdings profitieren Sie von den Vorteilen dieses Trendsports nur, wenn Sie die Technik wirklich beherrschen – sonst wird es schnell zum Spaziergang mit Stöcken. Deshalb empfiehlt sich ein Kurs zum Kennenlernen. Außerdem macht Nordic-Walking in der Gruppe besonders viel Spaß, weil alle mit gleicher Geschwindigkeit unterwegs sind und sich beim Gehen unterhalten können. Und Sie planen dann dafür auch tatsächlich feste Zeiten ein. Also ran an die Stöcke und raus zum kommunikativen Fatburnen ...

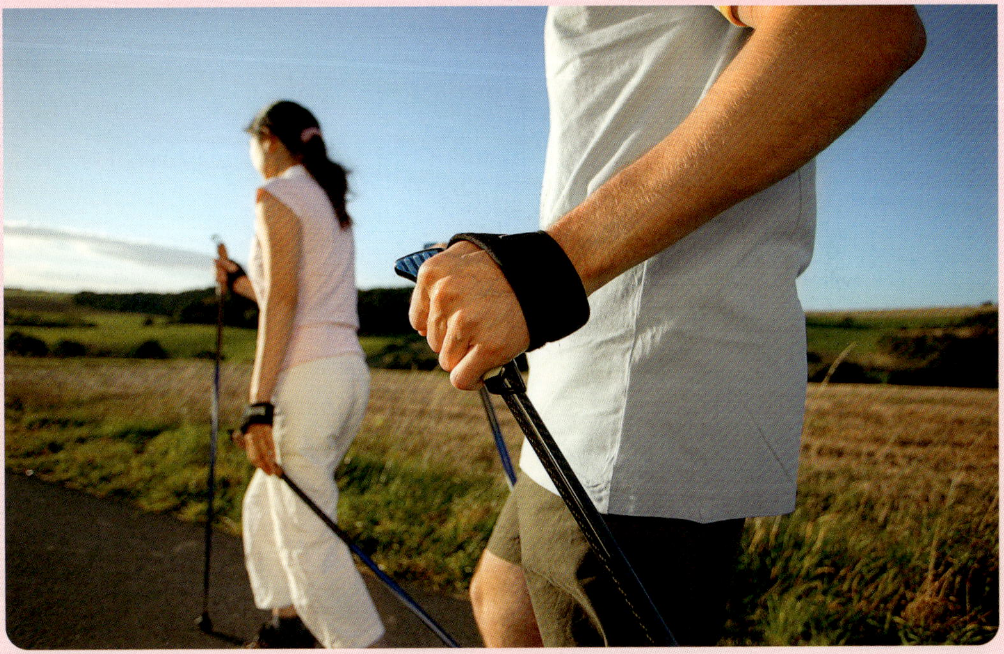

TIPP 04

Mit lockerem Training sanft in den Tag starten

BEGINNEN SIE ENTSPANNT und beschwingt Ihren Tag. Wer nicht zu den Eulen gehört und sich morgens schon fit und munter fühlt, nutzt die Zeit für den Sport: Der frühe Morgen eignet sich besonders gut für ein leichtes Ausdauertraining. Die Anstrengung sollte nicht zu hoch sein, weil der Körper zu dieser Zeit besser auf moderate als auf intensive Belastungen reagiert. Also raus auf die Walkingstrecke oder rauf auf das Ergometer und locker sporteln.

DIE NÄCHTLICHE FETTVERBRENNUNG NUTZEN

Am besten Sie starten Ihren Frühsport vor dem Frühstück. Dann hat Ihr Körper noch wenig Zucker im Blut und kann verstärkt auf Fettsäuren als Energieträger zurückgreifen. Das gilt besonders, wenn Sie noch vor 8 Uhr morgens aktiv sind. Denn in den frühen Morgenstunden befindet sich der Biorhythmus – in aller Regel – noch im nächtlichen Fettverbrennungsmodus, während der Körper tagsüber bevorzugt auf Kohlenhydrate bzw. Glukose zurückgreift.

Beim anschließenden Duschen genießen Sie dann das gute Gefühl, schon etwas Spürbares getan zu haben – und es wird Sie zu weiteren Anstrengungen motivieren.

Und beim Frühstück versorgen Sie Ihren Stoffwechsel dann mit einer ausreichend großen Menge an Kohlenhydraten (z. B. Müsli oder Brötchen mit Marmelade), die das Gehirn zum konzentrierten Arbeiten im Beruf und im Haushalt benötigt.

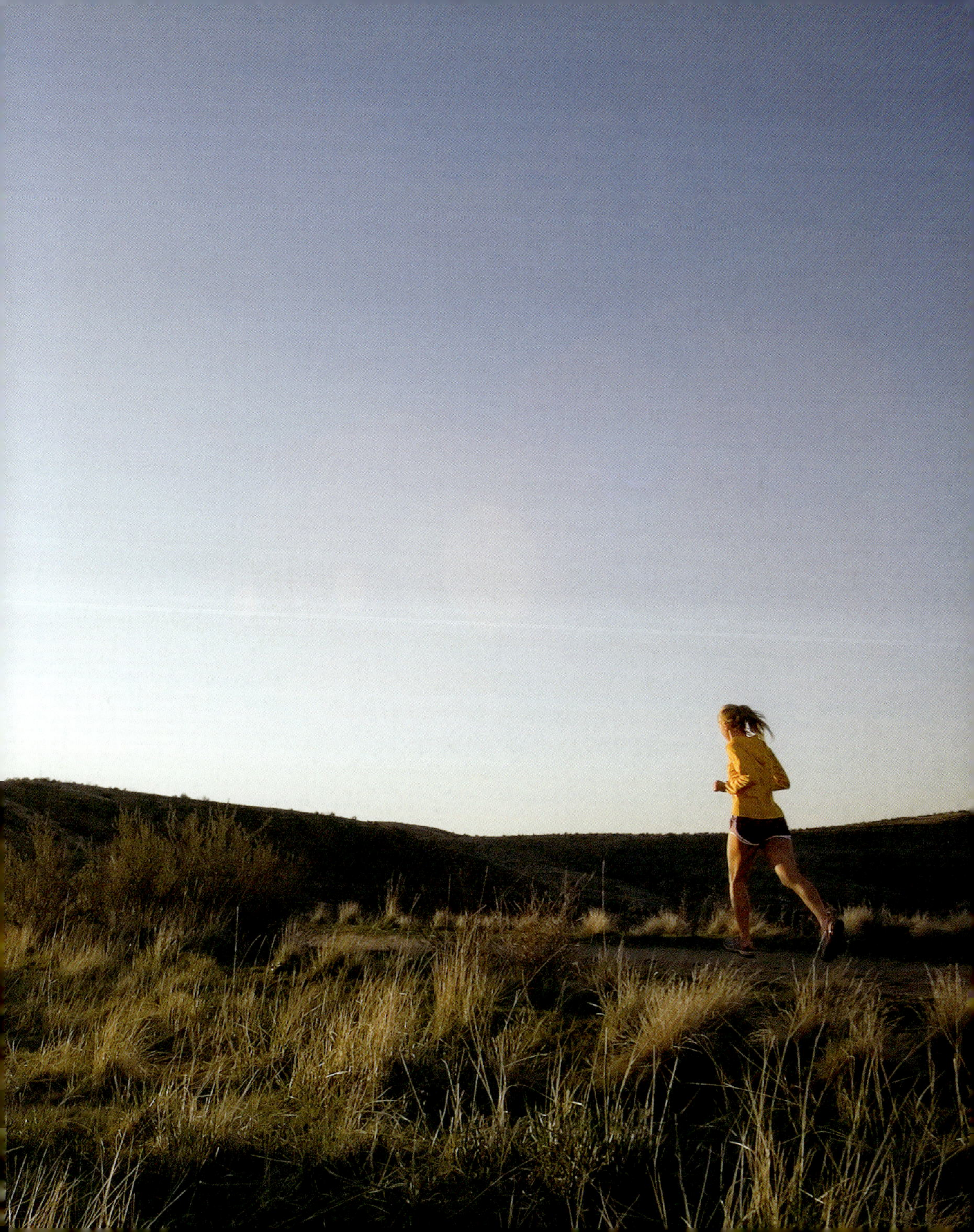

TIPP 05

Kalorien sparen? Erst einmal den Bedarf prüfen

WISSEN SIE EIGENTLICH, wie viel Sie essen dürfen, ohne an Gewicht zuzulegen? Nein? Dann geht es Ihnen wie etwa 90 Prozent Ihrer Mitmenschen. Diese Information ist jedoch wichtig, besonders wenn Sie Ihre Figur verbessern wollen. Dabei geht es recht einfach, den individuellen Energiebedarf abzuschätzen.

DAS RICHTIGE BUDGET FÜR DIE FIGUR

Neue Studien zeigen, dass der Energieumsatz nicht allein vom Gewicht abhängt, sondern vor allem vom Anteil an biologisch aktivem Gewebe, sprich von der Muskulatur. Menschen mit einem hohen Muskelanteil haben demnach einen höheren Stoffwechselumsatz als solche mit einem hohen Fettanteil. Denn das Fett selbst verbraucht kaum Energie.

› **Ihren Kalorienbedarf** berechnen Sie folgendermaßen: Multiplizieren Sie Ihr Körpergewicht in Kilogramm mit 24 Stunden. Damit kennen Sie bereits Ihren Tagesgrundumsatz. Das ist der Energiebedarf, den der Körper in Ruhe braucht, um seine Grundfunktionen zu decken. Wenn Sie beispielsweise 60 kg wiegen, ergibt sich ein Grundumsatz von 1440 kcal.

› **Hinzu kommt** noch, was Sie täglich für Alltag, Beruf und Freizeit benötigen. Wer den ganzen Tag überwiegend sitzt – wie leider die Mehrheit unserer Bevölkerung – kann nur einen kleinen Aufschlag von 10–20 Prozent geltend machen. Wer sportlich aktiv ist, kann immerhin 50 Prozent dazurechnen.
Wer abnehmen möchte, verzichtet täglich auf 300–500 Kalorien seines errechneten Bedarfs – je mehr, desto schneller geht es.

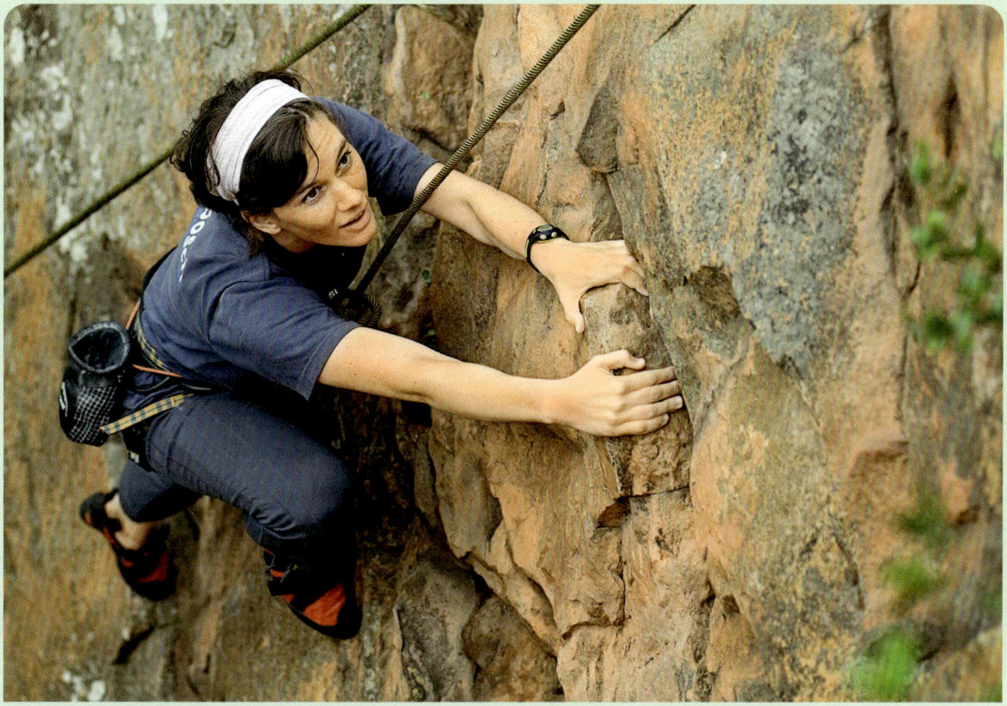

So viel dürfen Sie zu Ihrem Grundumsatz hinzurechnen

KÖRPERLICHE AKTIVITÄT	KALORIENBEDARF
Sitzmenschen, die auch in der Freizeit kaum vom Sofa kommen	plus 10 Prozent
»Typische« Erwachsene mit sitzender beruflicher Tätigkeit und nur unregelmäßiger sportlicher Betätigung	plus 20 Prozent
Menschen mit körperlicher Aktivität im Alltag: z. B. Hausfrauen, Krankenschwestern etc.	plus 30 Prozent
Aktive Fitness-Sportler, die entsprechend den Empfehlungen dieses Buchs trainieren	plus 50 Prozent
Menschen mit sehr hoher körperlicher Belastung, Leistungssportler	plus 70–100 Prozent

Tabelle: Kalorienbedarf in Abhängigkeit vom Ausmaß der körperlichen Aktivität
Angaben pro kg Körpergewicht, modifiziert nach WILLIAMS (1997)

TIPP 06

Suchen Sie sich Ihren Lieblingsfatburner

IN SACHEN KALORIENVERBRAUCH UND FETTVERBRENNUNG sind Ausdauersportarten unschlagbar. Denn dabei wird unser Herz-Kreislauf-System nonstop im optimalen Belastungsbereich gehalten und der Energiestoffwechsel läuft auf Hochtouren. Je nach Sportart gibt es allerdings Unterschiede, die Sie gezielt nutzen können.

FETTVERBRENNEN MIT AUSDAUERSPORT

Welcher Ausdauersport ist nun der beste? Das lässt sich so pauschal nicht sagen, denn jede Sportart hat ihre Eigenheiten – und Spaß machen sollte sie Ihnen auch.

› Mit **Laufen** erreichen Sie den höchsten Kalorienverbrauch. Allerdings sind hier die Gelenkbelastungen am höchsten.

› Gelenkfreundlicher sind **Nordic Walking** und **Walking,** wobei sich beim Walken mit Stöcken wegen der Armaktivität ein etwas höherer Kalorienverbrauch ergibt.

› Das Training im Wasser – dazu gehört nicht nur **Schwimmen,** sondern auch **Aquajogging** und **Aqua-Power** – sorgt für eine optimale Gelenkentlastung bei einem recht hohen Energieverbrauch.

› Beim **Radfahren** konzentriert sich die Belastung auf die Oberschenkelmuskeln.

› Beim **Inlineskating** sind zudem die Hüft-, Gesäß- und Rückenmuskeln im Einsatz.

› **Fazit:** Kalorienverbrauch und Gelenkbelastung sind sicher wichtige Entscheidungskriterien. Auf der anderen Seite muss Ihnen die Sportart auch Spaß machen, sonst hören Sie bald wieder auf. Wenn Sie lieber Inlineskaten als Joggen, dann skaten Sie einfach ein paar Minuten länger.

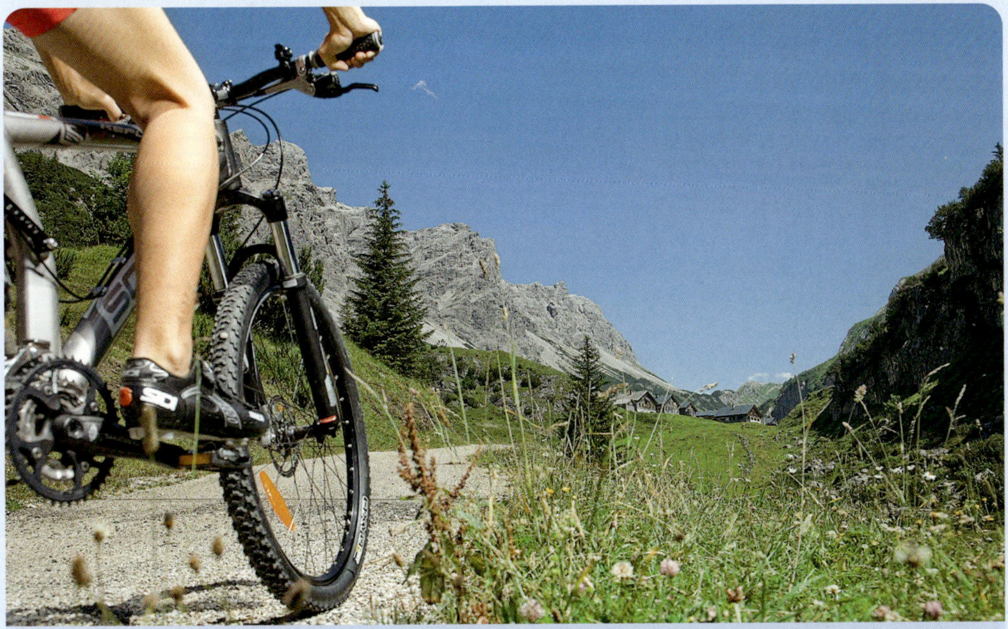

So viel Energie verbrauchen Sie beim Ausdauersport*

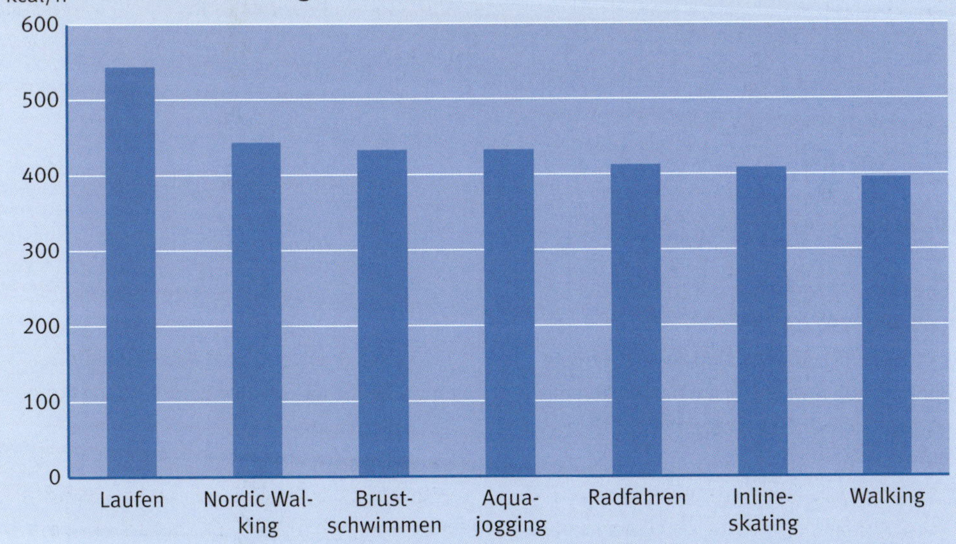

* Energieverbrauch (kcal/Stunde) am Beispiel einer trainierten 40jährigen Allroundsportlerin mit einem Körpergewicht von 60 kg unter vergleichbaren Belastungsbedingungen. (Quelle: IPN 2008)

TIPP 07

Mit Hülsenfrüchten Energiekrisen vorbeugen

ERBSEN, BOHNEN, LINSEN UND KICHERERBSEN kosten nur ein paar Cent und sind doch Topstars unter den gesunden Lebensmitteln. Ihr größter Vorzug: Sie versorgen den Körper für lange Zeit mit Energie. So ist man nach einer ausgiebigen Mahlzeit auch am nächsten Tag noch gegen plötzliche Leistungstiefs gefeit. Ganz gleich, ob Sie Ihre Ausdauer trainieren oder Muskeln aufbauen wollen, lassen Sie täglich ein, zwei Esslöffel Bohnen, Linsen oder Kichererbsen in Pastasoßen, Aufläufen, Suppen, Salaten und Ragouts verschwinden. Für gute Verträglichkeit die Menge ganz langsam steigern.

ZUM GLÜCK WIEDER IM TREND

Lebensmittelexperten nennen die hübsch geformten und bunt gefärbten Samen Leguminosen. Jahrelang waren sie als Armeleutekost in Vergessenheit geraten. Doch neuerdings interessieren sich Forscher dafür, warum Menschen, die oft Bohnen, Linsen oder Kichererbsen essen, eine schlankere Taille, einen niedrigeren Blutdruck und einen stabileren Blutzucker aufweisen als andere.

Wahrscheinlich gibt es mehrere Gründe: So profitieren Fans dieser preiswerten Lebensmittel vom hohen Gehalt an Nahrungsfasern, der den Zuckerstoffwechsel reguliert. Da Hülsenfrüchte neben langsamen Kohlenhydraten auch viel Protein enthalten, sättigen sie vorzüglich. Außerdem versorgen sie den Körper mit sonst oft knappen Nährstoffen wie etwa Folsäure, Zink und Magnesium.

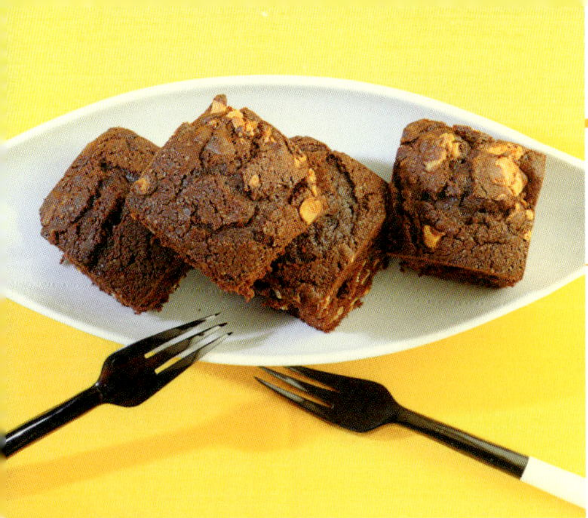

Kidneybohnen machen die Brownies saftig, der Geschmack bleibt göttlich schokoladig.

Fitness-Brownies

1 Portion enthält:
6 g E | 9 g F | 22 g KH | 3,5 g Bst
205 kcal | 860 kJ

Für 16 Stück

100 g Kidneybohnen (Dose)
50 ml Milch
100 g Butter oder Margarine
4 Eier
250 g Zucker
80 g Kakaopulver
125 g Mehl
1 Prise Salz
½ Tüte Backpulver
100 g geröstete Sojakerne (Reformhaus)

1 Den Ofen auf 175 °C vorheizen. Bohnen in einem Sieb unter fließendem Wasser abspülen und abtropfen lassen. Zusammen mit der Milch in einen Messbecher füllen und mit dem Schneidstab fein pürieren.
2 Butter schmelzen.
3 Bohnenpaste, Butter, Eier, Zucker, Kakaopulver, Mehl, Salz und Backpulver zu einem glatten Teig verrühren. Die Sojakerne grob hacken und unter den Teig heben.
4 Den Teig in eine gefettete Form, zum Beispiel eine eckige Springform von 24 x 24 cm, füllen und 25–30 Minuten backen.
5 Den Kuchen aus der Form nehmen, auf einem Kuchengitter abkühlen lassen, und in 16 Stücke von etwa 6 x 6 cm Größe schneiden.

IDEAL FÜR DEN VORRAT: Gut verpackt halten sich die Brownies eine Woche saftig und frisch.

TIPP 08

Gezielt dehnen: Wenig Aufwand, großer Effekt

AUSGLEICH FÜR SCHREIBTISCHTÄTER: Sie haben lange im Büro gesessen, und wenn Sie aufstehen, haben Sie das Gefühl, Sie können überhaupt nicht mehr gerade stehen? Und auch strecken und recken hilft nur wenig? Dann schaffen Sie mit gezielten Dehnübungen einen Ausgleich. Das Schöne daran: Wenn Sie die Übungen regelmäßig machen, wird Ihre Haltung insgesamt aufrechter und attraktiver.

»VERKÜRZUNG« DER MUSKULATUR DURCH LANGES SITZEN

Wichtig für eine gute Haltung ist eine gute Balance aus kräftigen und gleichzeitig gut dehnfähigen Muskeln. Verlieren bestimmte Muskeln an Dehnfähigkeit, wirkt sich das auch nachteilig auf die Figur aus. Langes Sitzen am Schreibtisch trägt erheblich dazu bei:

› Beim Sitzen befinden sich unsere Beine permanent in Beugestellung. Das führt mit der Zeit zu einer verminderten Dehnfähigkeit der *Hüftbeugemuskeln*. Diese ziehen von den Oberschenkeln durch das Becken hinauf bis zur Lendenwirbelsäule und können hier ein Hohlkreuz begünstigen.

› Auch unsere Schultern lassen wir nach vorne hängen und spannen sie dann in dieser Position bei Stress auch noch dauerhaft an. Das wirkt sich wiederum ungünstig auf die Dehnfähigkeit der *Brustmuskeln* aus.

› Nicht selten kommt es durch Dauersitzen zu einer übermäßigen Krümmung der Wirbelsäule (sogenannte Kyphose), bei der auch der *obere Anteil der Bauchmuskulatur* »verkürzt« sein kann.

› **Fazit:** Gezielte Dehnübungen sorgen für den nötigen Kontrast und eine aufrechte Haltung.

Die 3 besten Dehnübungen

1 Für die Hüftbeugemuskulatur
Machen Sie einen weiten Ausfallschritt, und stützen Sie den Oberkörper mit den Händen seitlich neben dem vorderen Fuß ab. Schieben Sie nun die Hüfte langsam in Richtung Boden. Dabei den Oberkörper nicht aufrichten! Halten Sie diese Position 3–4 Atemzüge lang. Die Übung 3–5-mal wiederholen, dann die Seite wechseln.

2 Für die Brustmuskulatur
Positionieren Sie den rechten Arm über Kopf an einer Wand. Drehen Sie zur Dehnung der Brustmuskulatur den Oberkörper dosiert nach rechts hinten weg von der Wand. Das Becken bleibt stabil und weicht nicht ins Hohlkreuz aus. Halten Sie diese Position 3–4 Atemzüge lang. Die Übung 3–5-mal wiederholen, dann die Seite wechseln.

3 Für die gerade Bauchmuskulatur, oberer Anteil
Legen Sie sich mit angewinkelten Beinen auf den Rücken. Platzieren Sie ein zusammengerolltes Handtuch etwas oberhalb der Lendenwirbelsäule, sodass die obere Bauchmuskulatur gedehnt wird. Die Arme können Sie entspannt nach hinten legen. Halten Sie diese Position 3–4 Atemzüge lang. Die Übung 3–5-mal wiederholen.

1
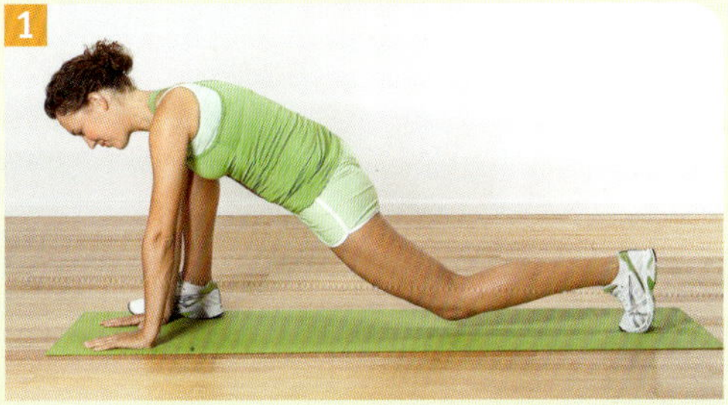

2
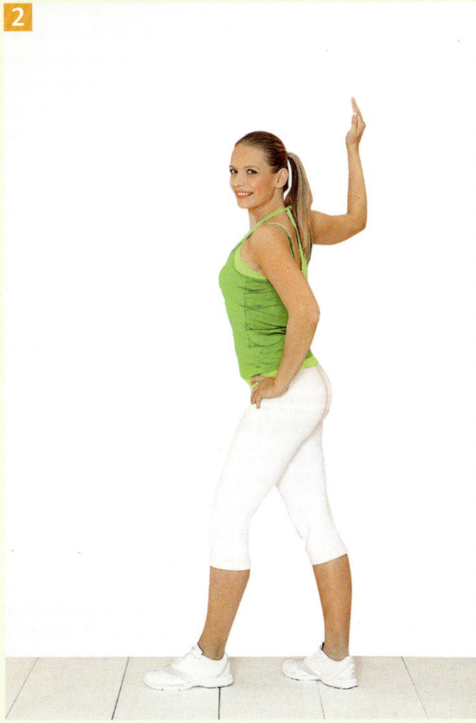

3
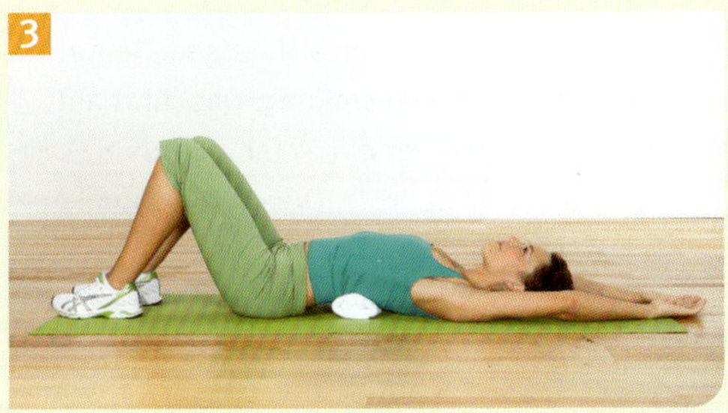

TIPP 09

Keine Chance für Krampfadern: So halten Sie Ihre Venen fit

LANGES SITZEN AM SCHREIBTISCH ODER UNTERWEGS IM AUTO schadet nicht nur Ihrem Rücken und den Gelenken. Auch die Durchblutung leidet unter der Sitzmonotonie: Auf Dauer kann das in den Beinen zu Gefäßproblemen führen oder bereits bestehende Beschwerden verstärken. Doch so etwas lässt sich ganz leicht vermeiden: Aktivieren Sie einfach mit kleinen Bewegungen Ihre Venen-Muskel-Pumpe in den Beinen.

GESUNDE VENEN DURCH GUTE DURCHBLUTUNG

Bereits kleine Bewegungsimpulse sorgen für eine bessere Durchblutung in den Beinen. Wenn Sie Ihre Unterschenkel im steten Wechsel anspannen und entspannen, aktiviert dies den Pumpmechanismus, der den Rücktransport des Blutes aus den Beinen zum Herzen entscheidend unterstützt. Beim Sitzen fehlen diese für die Venengesundheit so wichtigen Bewegungsimpulse. Das Blut versackt in den Beinen, und das kann nach und nach zu ungesunden und unschönen Gefäßen, den Krampfadern, führen.

Um die Venen-Muskel-Pumpe zu aktivieren, müssen Sie nicht zwangsläufig aufstehen: Mit kleinen Übungen können Sie in sitzender Position unter dem Tisch und von anderen unbemerkt für die nötigen Muskelimpulse sorgen. Außerdem sollten Sie jede sich bietende Gelegenheit für Bewegung nutzen.

› **Fazit:** Wenn bei Ihnen bereits Probleme mit den Venen bekannt sind, ist dieser Tipp für Sie umso wichtiger. Ansonsten betreiben Sie wirkungsvolle Prophylaxe.

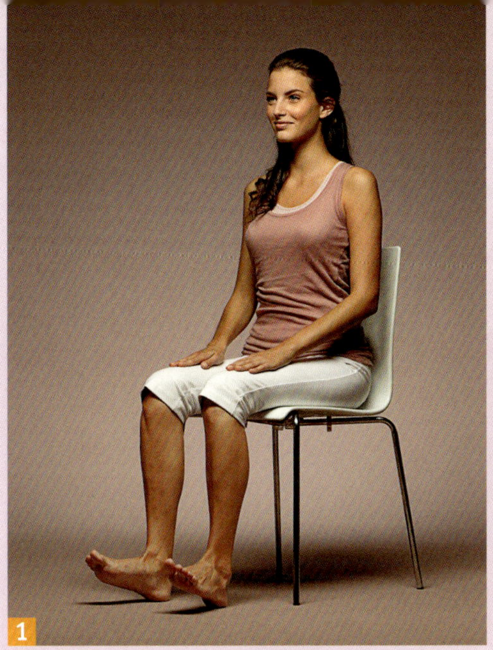

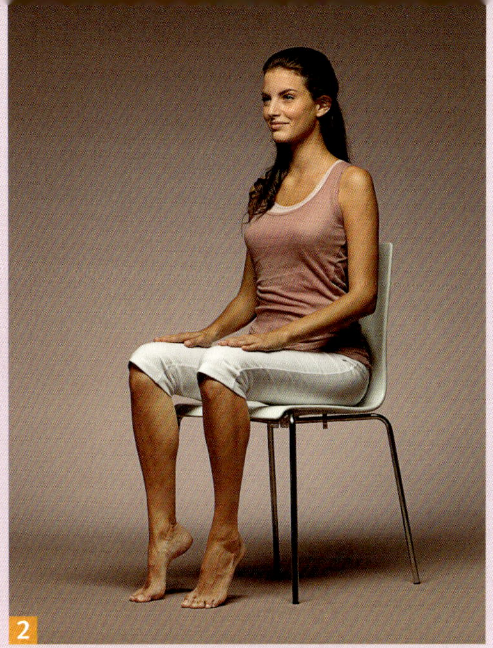

Kleines Venentraining

Vor allem die erste Übung können Sie nur dann sinnvoll durchführen, wenn Sie genügend Platz in den Schuhen haben. Noch besser wäre es, Sie könnten sie ausziehen. Machen Sie insgesamt keine Ausgleichsbewegungen mit dem Oberkörper.

1 Zehengreifen

› Stellen Sie sich vor, Sie würden mit den Zehen einen Bleistift greifen, und machen Sie die entsprechende Bewegung.

› Halten Sie die Spannung 5–7 Sekunden.

› Lösen Sie sie abrupt.

› Spüren Sie dem Unterschied zwischen An- und Entspannung in den Zehen nach. Lassen Sie nach und nach alle Anspannung entweichen, bis alles ganz entspannt und gelöst ist. Nehmen Sie sich dafür etwa 1 Minute Zeit.

› Wiederholen Sie die Übung.

2 Zehendrücken

› Drücken Sie die Zehen fest auf den Boden. Der Oberkörper bleibt dabei ganz gerade, aber entspannt.

› Halten Sie die Spannung 5–7 Sekunden.

› Lassen Sie unvermittelt los.

› Spüren Sie den Unterschied zwischen An- und Entspannung in den Zehen nach. Lassen Sie nach und nach alle Anspannung entweichen, bis alles ganz entspannt und gelöst ist. Nehmen Sie sich dafür etwa 1 Minute Zeit.

› Wiederholen Sie die Übung.

TIPP 10

Zirkeltraining: Intensives Workout

MODERNES ZIRKELTRAINING IST AKTUELLER DENN JE! Schon bei dem Wort »Zirkeltraining« schüttelt es Sie, weil Sie sich sofort an die frühere Schufterei beim Schulsport erinnern? Das können Sie getrost vergessen, heute hat Zirkeltraining längst nichts mehr zu tun mit Übungen vom Stil des Turnvaters Jahn. Stattdessen wirkt der neue Mix von Ausdauer- und Kräftigungsübungen intensiv, vielseitig und zeitsparend – und besonders motivierend!

EINE RUNDE SACHE: NON-STOP-TRAINING

Man nehme fünf Kräftigungsübungen für die großen, wichtigsten Muskelgruppen des Körpers, kombiniere sie im steten Wechsel mit Übungen zur Aktivierung der Ausdauer und führe das Ganze in zwei bis drei Zirkeldurchgängen durch. Auf diese Weise gestalten Sie ein hocheffektives Ganzkörpertraining, das Ihnen in kurzer Zeit eine Muskelkräftigung, eine Verbesserung der Ausdauer und einen hohen Kalorienverbrauch garantiert – ideal also fürs Bodyforming.

So geht's:

› Stellen Sie eine Uhr mit Sekundenzeiger gut sichtbar auf.

› Wenn Musik Sie motiviert, dann suchen Sie sich rhythmische Songs aus und drehen den Verstärker auf.

› Führen Sie jede Übung 60 Sekunden aus. Nach jeder Kräftigungsübung folgt – ohne Pause – eine ebenfalls 60 Sekunden lange Ausdauerübung. Auf diese Weise dauert ein Zirkel 10 Minuten.

› Absolvieren Sie zwei bis drei Zirkel.

› **Fazit:** Mit diesem Wechsel aus Kraft- und Ausdauertraining können Sie besonders intensiv trainieren, ohne die Gefahr, sich dabei zu überlasten.

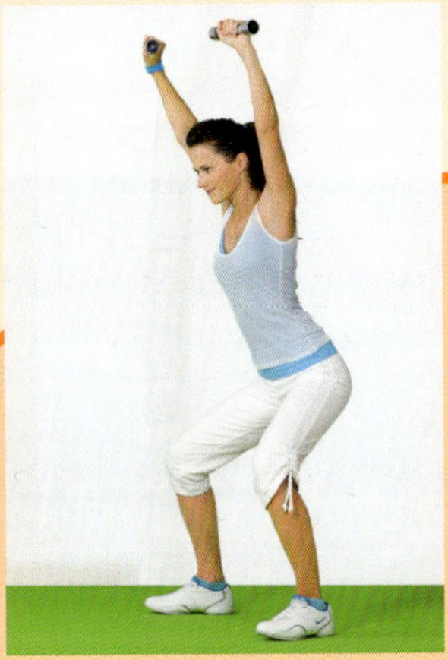

1. Squat (S. 103)

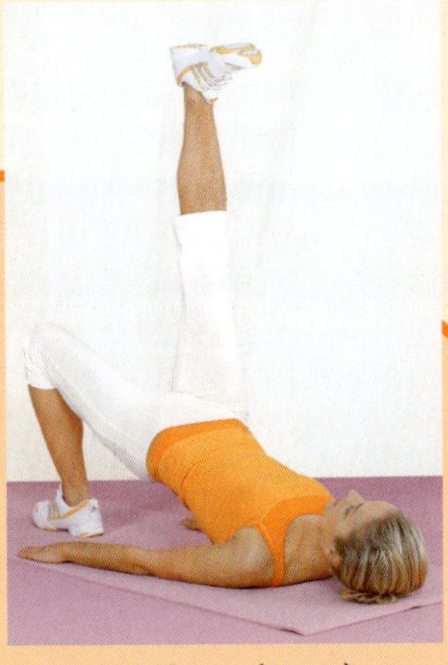

2. Lift-up (S. 95)

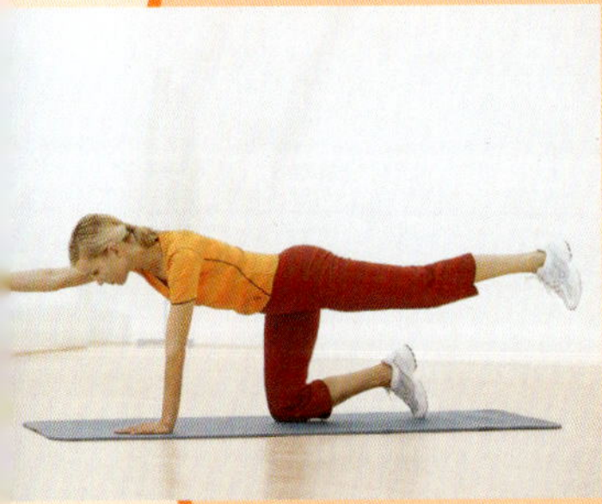

3. Diagonal Lift (S. 77)

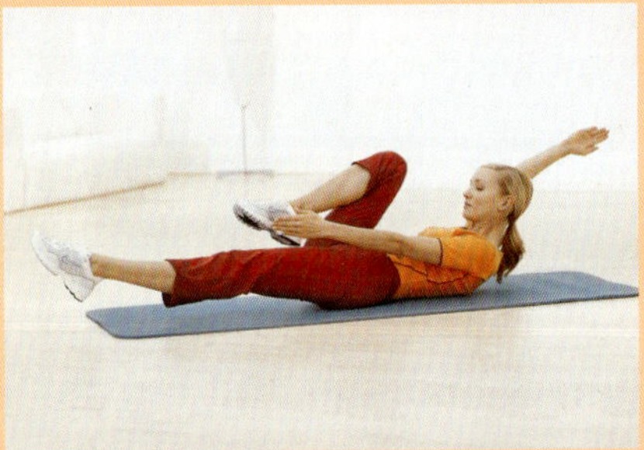

4. Diagonaler Crunch (S. 33)

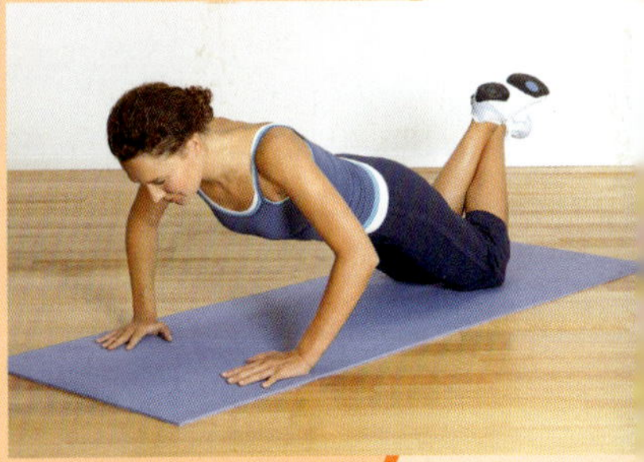

5. Knie-Liegestütz (S. 7)

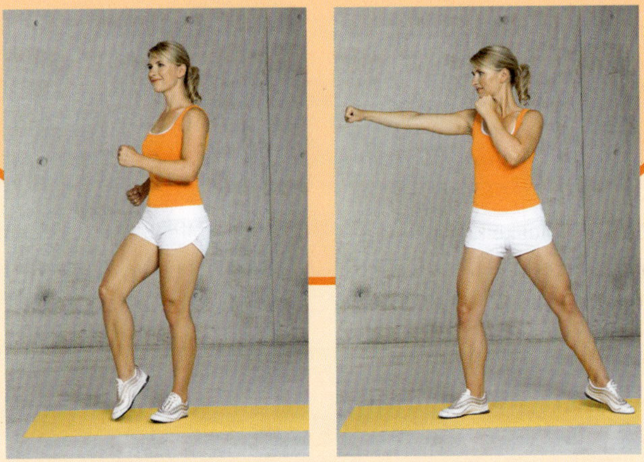

Zwischen jeder Übung: Marching und Punches (S. 47)

TIPP 11

Für Eilige: Das Power-Frühstück einfach mitnehmen

FRÜHSTÜCKSMUFFEL MÖGEN ES FLÜSSIG. Manchen befällt das Morgengrauen, wenn er gleich nach dem Aufstehen und Duschen etwas essen soll. Frühstück, nein danke. In Ruhe essen? Fehlanzeige! Bestenfalls gibt es einen Kaffee im Stehen. Und viele, die am Abend zuvor allzu gut gelebt haben, versuchen, den Überhang an Kalorien in der Frühe wieder einzusparen. Aber wer einen langen Tag über fit bleiben möchte, isst besser trotzdem morgens eine Kleinigkeit. Daran sind Sie nicht gewöhnt? Wie wäre es dann mit einem leichten, aber ausgewogenen Flüssigfrühstück?

FRÜHSTÜCKEN STATT SNACKEN

Der eine wacht schon mit knurrendem Magen auf und geht gleich in die Küche, der andere kriegt vor zehn Uhr keinen Bissen herunter. Es gibt eben auch bei den Essgewohnheiten so etwas wie Eulen und Lerchen. Trotzdem sollten Frühstücksmuffel nicht nüchtern in den Tag gehen. Denn die morgendliche Hungerkur erhöht das Risiko, dick zu werden. Wer dagegen bald nach dem Aufstehen eine ausgewogene Mahlzeit isst, leidet nachmittags und abends seltener unter Snack-Attacken, das zeigen US-amerikanische Untersuchungen.

Wer morgens nichts essen kann, greift am besten zu einem sättigenden Drink. Ideal ist eine Mischung aus energieliefernden Kohlenhydraten, magenfüllenden Ballaststoffen und etwas Obst. Eine kleine Dosis Protein und ein paar Tropfen hochwertiges Pflanzenöl sorgen für die Langzeitwirkung.

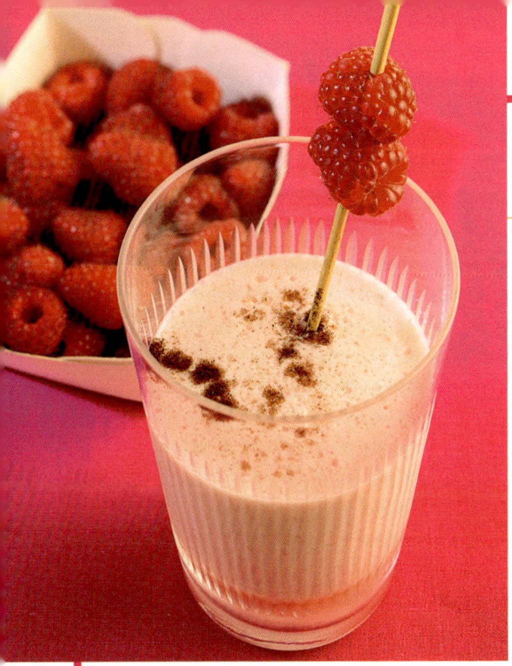

Ein nahrhafter Drink schmeckt selbst Frühstücksmuffeln morgens.

Power-Drink für Schnellstarter

1 Portion enthält:
10 g E | 5 g F | 23 g KH | 3,5 g Bst
185 kcal | 781 kJ

Zutaten für 2 Portionen

½ l fettarme Milch
1 EL Haferkleieflocken
1 TL fettarmes Sojamehl (Reformhaus)
100 g Himbeeren (tiefgekühlt) oder andere Beeren
½ TL Sanddornkernöl oder Walnussöl
1–2 EL Honig (oder Ahornsirup)
1 Prise gemahlene Vanille

1 Milch in einen Mixbecher geben. Haferkleie mit Sojamehl in einer kleinen Schale gut vermischen.
2 Den Mix mit Himbeeren, Öl, Honig und Vanille zur Milch geben und mit einem Pürierstab kräftig aufschäumen. Direkt genießen oder fürs Büro sofort in eine Thermosflasche füllen.

GUT ZUM MITNEHMEN: Wer morgens nicht dazu kommt, kann den Drink gut vorbereiten. Durch die gefrorenen Beeren ist er perfekt gekühlt und hält sich in einer Isolierflasche über Nacht frisch.

TIPP 12

Mehr Milchprodukte essen

DIE MILCH MACHT'S TATSÄCHLICH: Eine dicke Portion Mineralstoffe, hochwertiges Eiweiß und 13 Vitamine – das sind die größten Pluspunkte von Milch, Joghurt und Co. Vor allem das enthaltene Kalzium ist ein bewiesener Fitmacher. Es stärkt die Knochen und unterstützt die Muskeln bei ihrer Arbeit. Wenn Sie bisher wenig »weiße Ware« auf dem Speisezettel hatten, profitieren Sie ganz besonders von der täglichen Portion leicht verdaulicher Milchprodukte.

GESUNDE GEHEIMNISSE DER MILCH

Regelmäßige Schlemmermahlzeiten mit Schlagsahne und 70-prozentigem Käse machen nicht unbedingt eine gute Figur. Trotzdem sind Menschen, die gern und regelmäßig Milchprodukte essen – statistisch gesehen – schlanker als andere. Warum?

Einige Forscher glauben, dass Kalzium und andere Bestandteile aus der Milch im Fettgewebe den »Schalter« von »Vorrat« auf »Verbrauch in den Muskeln« umlegen können. Andere sehen den Vorteil in natürlichen Appetithemmern aus der Milch (Glycomakropeptide). Es könnte auch die in der Milch mit mehr als zehn Prozent enthaltene Aminosäure Leucin sein, die sich nützlich macht, weil sie den Abbau von Muskelmasse hemmt. Wie auch immer. Kein Wissenschaftler zweifelt daran, dass Milchprodukte einen wichtigen Beitrag zu einer ausgewogenen Ernährungsweise leisten. Wer fettes Fleisch durch mageren Quark ersetzt, macht alles richtig!

Wer pure Milch nicht verträgt und davon Bauchweh bekommt (Lactoseintoleranz), greift stattdessen zu gut gereiftem Hartkäse. Er ist besser verträglich, weil er weniger Lactose enthält.

Milch – die magische Flüssigkeit

Viele Fettsäuren, davon:

4,24 g	gesättigte Fettsäuren
2,1 g	einfach ungesättigte Fettsäuren
0,24 g	mehrfach ungesättigte Fettsäuren

9 wichtige Eiweißbausteine (Aminosäuren)

620 mg	Leucin	270 mg	Threonin
468 mg	Lysin	158 mg	Histidin
410 mg	Valin	152 mg	Methionin
376 mg	Isoleucin	86 mg	Tryptophan
304 mg	Tyrosin		

8 Mineralstoffe

300 mg	Kalium	24 mg	Magnesium
240 mg	Kalzium	0,8 mg	Zink
186 mg	Phosphor	0,1 mg	Eisen
100 mg	Natrium	15 µg	Jod

13 Vitamine

3,4 mg	Vitamin C
1,6 mg	Niacin (B3)
0,7 mg	Pantothensäure
0,34 mg	Riboflavin (B2)
0,14 mg	Vitamin E
0,08 mg	Thiamin (B1)
0,08 mg	Pyridoxin (B6)
66 µg	Retinoläquivalent
10 µg	Folsäure
8 µg	Vitamin K
7 µg	Biotin
0,8 µg	Cobalamine (B12)
0,34 µg	Vitamin D

1 Glas Vollmilch (0,2 *l*) enthält:

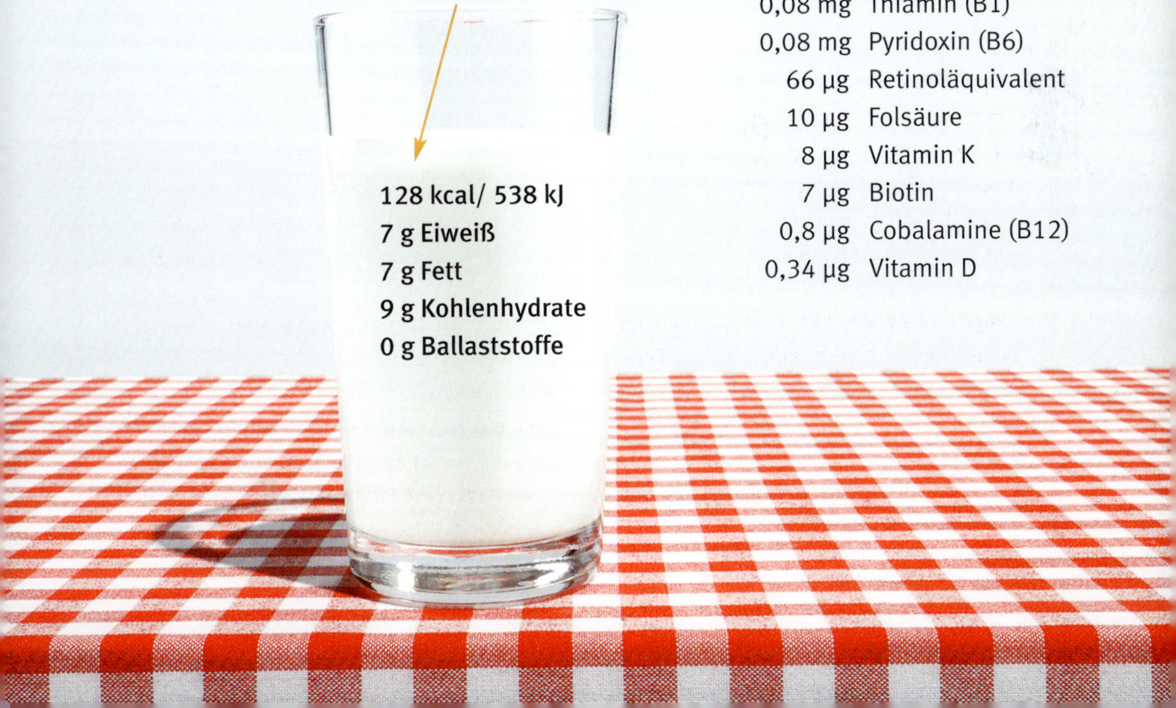

128 kcal/ 538 kJ
7 g Eiweiß
7 g Fett
9 g Kohlenhydrate
0 g Ballaststoffe

TIPP 13

Der Traumbody-Trainingsmix

MAN KANN ES DREHEN UND WENDEN, wie man will: Die besten Resultate in Sachen Muskelstraffung und Körperformung erreichen Sie durch die Kombination aus einem fettstoffwechselbetonten Ausdauertraining mit einem Muskelkräftigungsprogramm. Außerdem gilt es, die unterschiedlichen Aktivitäten sinnvoll über die Woche zu verteilen, und zwar optimalerweise abgestimmt auf Ihren Körpertyp. Am besten planen Sie die entsprechenden Aktivitäten verbindlich für jede Woche in Ihrem Terminkalender ein.

IN VERBINDUNG AM BESTEN: MUSKEL- UND AUSDAUERTRAINING

Auch wenn die meisten eins bevorzugen, ist es aus medizinischer und sportwissenschaftlicher Sicht sinnvoll, Ausdauer und Muskeln gleichermaßen zu trainieren:

› **Ausdaueraktivitäten** trainieren Ihr Herz-Kreislauf-System und sorgen so für die Grundlage, um leistungsfähig und leistungsbereit zu sein.

› **Mit einem Muskelaufbautraining** erhöhen Sie Ihren Energieverbrauch nicht nur während der Belastung, sondern auch dann, wenn Sie nicht aktiv sind.

› **Beides zusammen** sorgt für einen gesunden Stoffwechsel, der sich in einer schönen Haut niederschlägt, und für eine hohe Fettverbrennung.

› **Je nach Körpertyp** sollte der Trainingsmix eher den Ausdauer- oder den Muskelaspekt betonen. Wie Sie das machen, erfahren Sie auf der rechten Seite.

Ihre persönlichen Planungs-Eckdaten

Körpertyp (Tipp 02): Je nachdem, welchem Körpertyp Sie sich zuordnen, ergeben sich folgende Vorschläge:

- ektomorpher, schlanker Typ:
3-mal Muskeltraining plus 1- bis 2-mal leichtes Ausdauertraining
- mesomorpher, athletischer Typ:
2-mal Ausdauertraining plus 2-mal Kraftausdauertraining
- endomorpher, rundlicher Typ:
3-mal Ausdauertraining und 2-mal Muskelaufbautraining

Timing: Verteilen Sie das Training möglichst gleichmäßig über die Woche, wobei die Ausdauer- und Kräftigungseinheiten sich stets abwechseln sollten. Vermeiden Sie es, 2 intensive Trainingseinheiten gleichen Typs an 2 aufeinanderfolgenden Tagen durchzuführen.

Dauer: Steigern Sie zunächst die Dauer der Trainingseinheiten, erst danach ihre Intensität. Dieser Grundsatz gilt sowohl für Ihr Ausdauer- als auch Ihr Muskeltraining.

MÖGLICHE KALENDEREINTRÄGE AM BEISPIEL EINES ENDOMORPHEN TYPS

Mo. 17.00–17.30 Uhr	Muskelaufbautraining, Schwerpunkt Oberkörper
Di. 07.30–08.00 Uhr	Walking
Do. 17.30–18.00 Uhr	Muskelaufbautraining, Ganzkörpertraining
Fr. 18.00–18.45 Uhr	Walking
So. 14.00–15.30 Uhr	Inline-Skating mit Familie

TIPP 14

Einen straffen Bauch formen – ohne teure Geräte

VERGESSEN SIE »Bauchkiller«, »Abshaper« und all die anderen viel versprechenden Geräte aus den Dauerwerbesendungen. Wer seine Bauchmuskeln in Form bringen möchte, erreicht dies kostenlos und sehr wirksam ohne Trainingsgeräte. Die Bauchmuskelspannung ist bei speziellen Übungen mit dem eigenen Körper sogar noch höher. Entscheidend sind die richtige Auswahl und Dosierung der Übungen und natürlich – dass man sie regelmäßig macht.

DAS A UND O: ZUSAMMENSPIEL DER MUSKELN

Gerade, schräge und quer verlaufende Bauchmuskeln arbeiten als funktionelle Einheit. Je intensiver die einzelnen Muskelbereiche aktiviert sind, desto größer der Trainingseffekt. Je nach Übung und Übungsausführung ergeben sich deutliche Unterschiede, die mit Sensoren an den oberflächlich gelegenen Bauchmuskeln messbar sind. Wird die Bewegungsbahn vorgegeben – wie dies typischerweise bei einer Bauchmuskel-Kraftmaschine im Studio der Fall ist – wird die schräge Bauchmuskulatur kaum gefordert. Die Beugebewegung wird hier fast komplett von den geraden Bauchmuskeln übernommen. Die sensorischen Messungen bei einer einfachen Crunchübung – also ohne Gerät – zeigt hingegen ein anderes Bild: Aufgrund der fehlenden Bewegungsführung müssen die schrägen Bauchmuskeln die Aufrichtbewegung unterstützen und sind dadurch wesentlich stärker mitgefordert.

Kommt nun noch der Einsatz der Hüftbeugemuskeln hinzu, wie dies zum Beispiel bei den Übungen 2 und 3 der Fall ist, erhöht sich die Bauchmuskelspannung zusätzlich.

Mit 3 Übungen zum flachen Bauch

1 Basic Crunch

Mit dieser Übung trainieren Sie vor allem die geraden Bauchmuskeln. Rollen Sie aus der Rückenlage den Oberkörper ohne Schwung soweit auf, dass die Schulterblätter den Bodenkontakt verlieren. Wenn Sie (wie auf dem Foto) Ihren Nacken dabei entlasten wollen, nehmen Sie ein Handtuch unter den Körper und stützen damit den Hinterkopf. Halten Sie eine Sekunde, senken Sie langsam wieder ab, und wiederholen Sie die Übung 10–15-mal.

2 Crunch mit Beinhebel

Bei dieser Übung steigt der Schwierigkeitsgrad durch die Hebelwirkung der Beine. Heben Sie den Oberkörper wie in Übung 1 an und halten Sie die Bauchmuskelgrundspannung. Ziehen Sie im Wechsel (ohne zwischendurch abzusetzen) ein Knie zum Körper und strecken Sie das andere Bein nach vorn in Richtung Boden. Beginnen Sie mit kleinen Bewegungen. Wenn Sie sich fit genug fühlen, können Sie das untere Bein komplett strecken. Wiederholen Sie die Übung 10–15-mal.

3 Diagonaler Crunch

Bei dieser sehr intensiven Übung bringen Sie nun verstärkt auch die schrägen Bauchmuskeln ins Spiel, die besonders gut die Taille formen. Richten Sie aus dem Liegen den Oberkörper leicht auf. Führen Sie im steten Wechsel diagonal die Hand- und Fußinnenseite zusammen, während der freie Arm und das freie Bein nach hinten bzw. vorn gestreckt werden. Wiederholen Sie die Übung 10–15-mal.

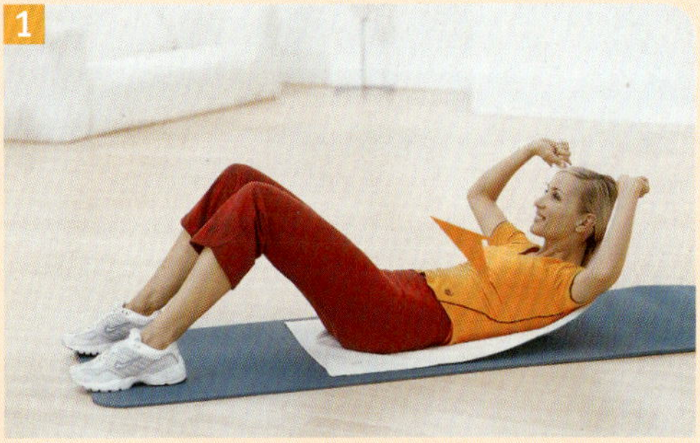
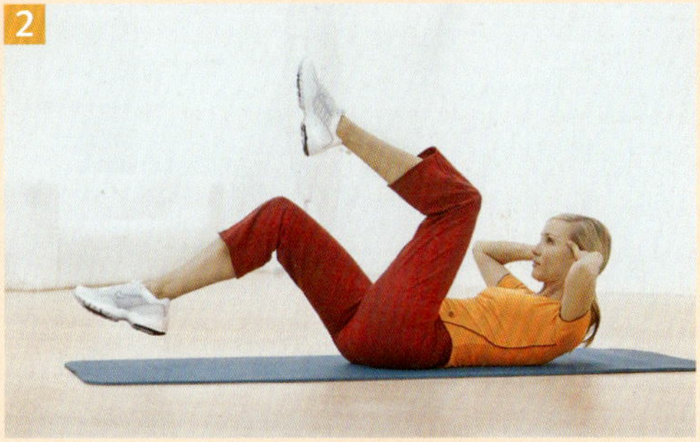
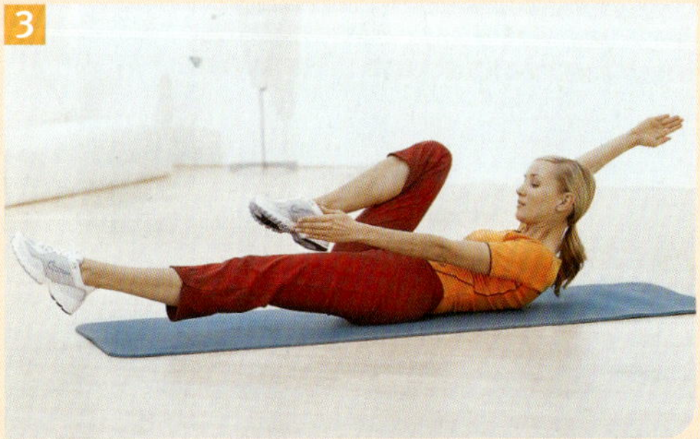

TIPP 15

Abends richtig Gas geben

KÖRPERLICHES LEISTUNGSHOCH NUTZEN: Sie wünschen sich eine straffe Figur? Sie hätten gerne wohlgeformte Muskeln? Sie wollen einen stressigen Tag hinter sich lassen? Dann nutzen Sie doch die natürliche Bereitschaft Ihres Körpers und powern sich abends so richtig aus. Nach dem Training läuft Ihr Stoffwechsel auf Hochtouren und kann das wohlverdiente Abendessen auch bestens verwerten.

VOR DEM ABENDESSEN VOLLER ENERGIE

Der Biorhythmus ist bei den meisten Menschen so angelegt, dass gegen Abend die besten Voraussetzungen für intensivere Belastungen bestehen. Denn am späten Nachmittag und am frühen Abend sind die »Akkus« Ihres Stoffwechsels in voller Betriebsbereitschaft. Dies gilt vor allem für das Muskeltraining, das durch Kohlenhydrate gespeist werden muss. Und die haben Sie sicher tagsüber genossen. Damit sind die Abendstunden prädestiniert für das Muskeltraining oder auch für ein etwas anstrengenderes Ausdauertraining.

Am besten Sie timen Ihr Workout so, dass Sie bald danach zu Abend essen. Das hat den Vorteil, dass Ihr Stoffwechsel nun optimal aufnahmebereit für die Nahrungsenergie ist. Er füllt seine geleerten Energiedepots wieder auf, beginnt mit den Regenerations- und Reparaturarbeiten an der Muskulatur.

› Mit anderen Worten: Die **Energie** wird sinnvoll verwertet und nicht als Überschuss in die Fettzellen entsorgt.

› Besonders **günstig ist** es, wenn Sie abends zudem **proteinbetont** essen, damit der Körper über die Nacht genügend Eiweiß-Baustoffe zur Verfügung hat, die er für den nächtlichen Muskelaufbau benötigt.

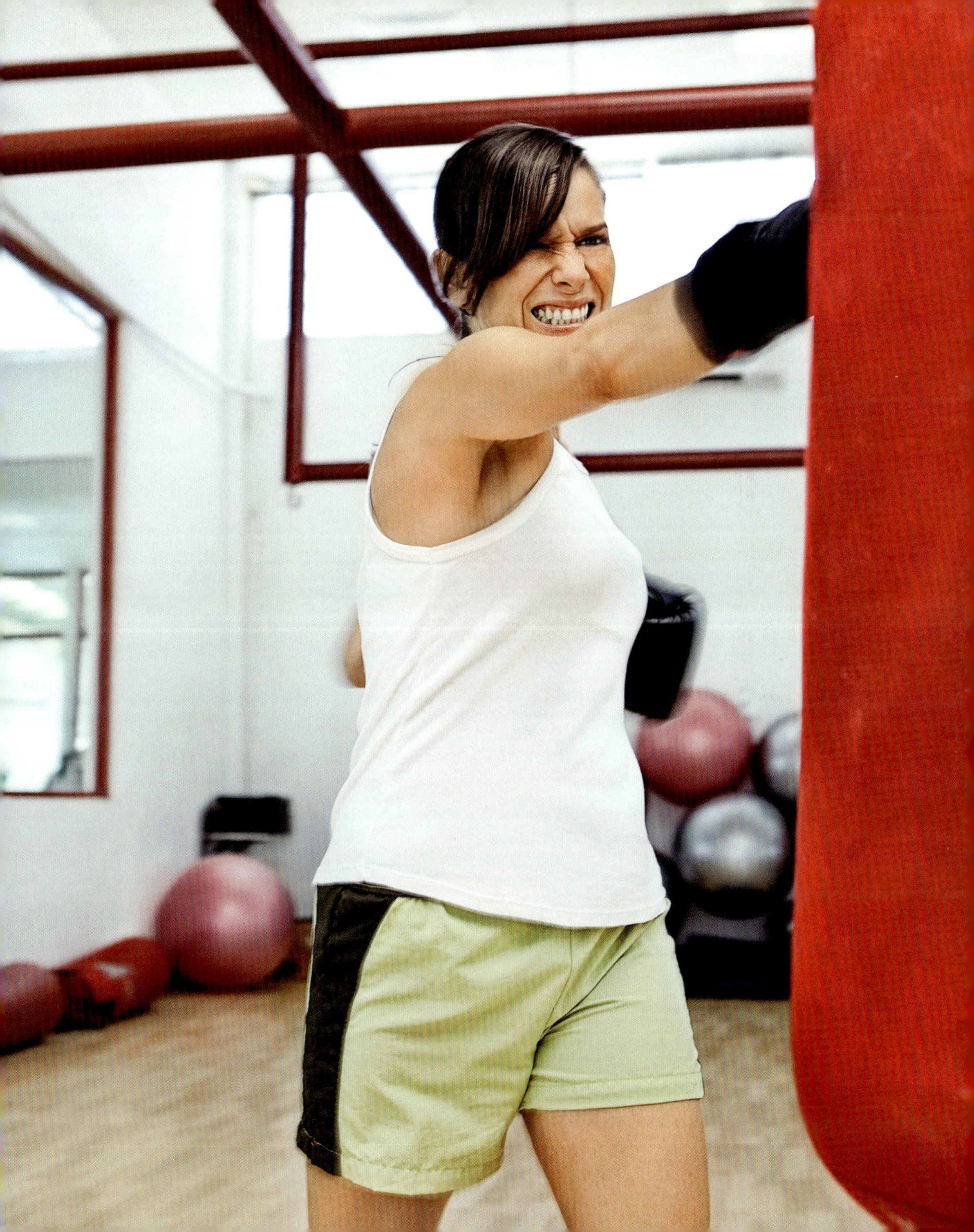

TIPP 16

Mehr Power mit Crosstraining

MODERNE STUDIOS BIETEN meist ein ganzes Arsenal an Ausdauertrainingsgeräten: Stepper, Ellipsentrainer, Laufbänder oder Ergometer – jedes Gerät hat spezielle Vorteile. Nutzen Sie die gesamte Palette, und trainieren Sie im Wechsel »cross« an unterschiedlichen Geräten, statt die ganze Zeit nur an einem. Denn mit Crosstraining nehmen Sie die Vorteile aller Geräte mit und gestalten Ihr Training sehr viel schwungvoller und kurzweiliger.

DAS VOLLE PROGRAMM FÜR ALLE MUSKELN

Beim Ausdauer- oder Kardiotraining werden große Muskelgruppen bewegt, und das Herz-Kreislauf-System wird kontrolliert über einen längeren Zeitraum (mindestens 20 Minuten) aktiviert. Je nach Gerät stehen unterschiedliche Muskelgruppen im Vordergrund. Dies hat auch Auswirkungen auf die Figur, denn die trainierten Muskeln werden straffer und geformter. Wer beispielsweise nach einem langen Arbeitstag im Büro sein Ausdauertraining auf das Fahrradergometer beschränkt, darf sich nicht wundern, wenn sich dadurch seine Haltung nicht aufrichtet, weil die Muskeln an Schultern und Armen nicht gestrafft werden. Denn gefordert wurden ausschließlich die Beinmuskeln. Effektiver ist in diesem Fall beispielsweise ein Crosstrainer, weil man hier – als Kontrast zum Sitzen – in stehender Position trainiert und neben den Beinen auch die Muskeln des Oberkörpers aktiviert.

› **Fazit:** Am besten Sie verteilen Ihr Kardiotraining auf unterschiedliche Geräte, wobei Sie – je nach Angebotsvielfalt – die für Sie am besten passenden Geräte kombinieren können. Damit sorgen Sie für Abwechslung und harmonische Trainingseffekte.

Spezielle Benefits an Kardiogeräten

	TRAINIERTE MUSKELN	SPEZIELLE VORTEILE	BESONDERS BEACHTEN
Fahrrad-ergometer	Ausschließlich Beinmuskulatur, insbesondere Oberschenkel	Wer tagsüber viel steht, schafft hier Entlastung. Besonders gelenkschonend	Lenker für eine aufrechte Sitzposition einstellen
Stepper	Gesamte Bein-, Hüft- und Gesäßmuskulatur	Strafft die Beine und den Po	Oberkörper aufrecht halten; gleichmäßig großräumige Stepps machen
Laufband	Gesamte Bein-, Hüft- und Gesäßmuskulatur, bedingt auch untere Rückenmuskulatur	Simuliert das natürliche Walken oder Joggen; besonders hoher Kalorienverbrauch	Erfordert Eingewöhnungsphase; Bewegungstechnik zunächst im Gehen einüben
Cross-trainer	Nahezu alle großen Muskelgruppen des Körpers	Optimaler Allrounder mit harmonischer Muskelbelastung	Armeinsatz nicht überbetonen (Verspannungsgefahr für Schulter-Nacken-Bereich)
Ruder-gerät	Nahezu alle großen Muskelgruppen, Betonung der Rücken-, Schulter- und Armmuskulatur	Gut geeignet für alle, die den Oberkörper kräftigen möchten	Eine saubere Bewegungstechnik mit geradem Rücken ist Pflicht
Climber (Klettergerät)	Trainiert alle großen Muskelgruppen	Optimal für Haltung und Rücken durch diagonal verlaufende Bewegungsmuster	Recht anstrengend. Schulter-Nacken-Bereich entspannt halten (Verspannungsgefahr)

› Trainieren Sie als **Sitzmensch** z. B. je 10 Minuten am Laufband, am Crosstrainer und abschließend am Fahrradergometer.

› Für **Menschen mit Stehberufen** eignet sich eine Kombination aus Fahrradergometer, Laufband und Rudererergometer.

TIPP 17

Clever einkaufen und Kalorienbomben meiden

SPORT ALLEIN GENÜGT NICHT, der Körper braucht Energie und zahlreiche Bau- und Schutzstoffe, um in Bestform zu kommen. Abwechslungsreiches, gesundes Essen ist also entscheidend. Der erste Schritt dazu: Die richtigen Lebensmittel in der richtigen Menge einkaufen. Denn was wir in den Einkaufswagen legen, bestimmt am Ende darüber, was in unseren Mägen landet.

SUPERMÄRKTE WOLLEN NUR UNSER BESTES …

… unser Geld. Angenehme Beleuchtung, kuschelige Musik und der verlockende Duft nach frischem Gebäck, das alles soll uns anregen, unseren Aufenthalt im Geschäft zu verlängern. Denn wer gemächlich zwischen den Regalen hindurchspaziert, kauft mehr als jemand, der den kürzesten Weg zur Kasse wählt. Auch die Aufteilung des Angebots spricht von pfiffiger Verkaufspsychologie. Obst und Gemüse am Eingang soll einen »frischen« Eindruck vermitteln. Speziallampen beleuchten Fleischtheken so, dass auch der müdeste alte Braten taufrisch wirkt. Überall bremsen Barrieren mit Aktionsware unser Tempo. Wer drum herumlaufen muss, kauft oft unwillkürlich. Auch die endlos langen Gänge zwingen uns, an jedem noch so uninteressanten Regal vorbeizugehen – und tatsächlich, die Strategie geht auf: Wir kaufen, was wir gar nicht benötigen.

› **Fazit:** Nicht zu figurschädigenden Spontankäufen verlocken lassen, sondern gezielt auswählen, was Sie wirklich für einen gesunden Lebensstil benötigen. Legen Sie Dickmacher erst gar nicht in den Einkaufswagen.

Augen auf im Supermarkt

Was brauche ich eigentlich?
Um die Verkaufsstrategen der Supermärkte auszutricksen, hilft nur eins: Überlegen Sie in Ruhe vorher, was Sie in den nächsten Tagen essen möchten. Es klingt vielleicht etwas bürokratisch, aber der beste Schutz gegen unerwünschte Kalorienbomben und nährstoffarme Fehlkäufe ist ein gut durchdachter Einkaufszettel. Und davon dann bitte nicht abweichen.

Einfach und gut
Wählen Sie Lebensmittel, um die kein großes Werbegetöse gemacht wird. Im Prinzip reichen zum gesunden Essen einfache Grundnahrungsmittel wie Hülsenfrüchte, Vollkornprodukte, Eier, Fisch, Geflügel, Milch, Gemüse und frisches Obst.

Aufschriften lesen
Bei komplexeren Produkten auf die Zutatenliste gucken und die Nährwertangaben vergleichen. Lassen Sie sich von Fantasienamen nicht beeindrucken: Eine sachliche Bezeichnung muss ebenfalls auf der Packung stehen, die sogenannte Verkehrsbezeichnung. Auch die Zutatenliste entzaubert so manches Produkt. An erster Stelle steht, wovon am meisten drin ist. Und das sind oft Fett oder Zucker.

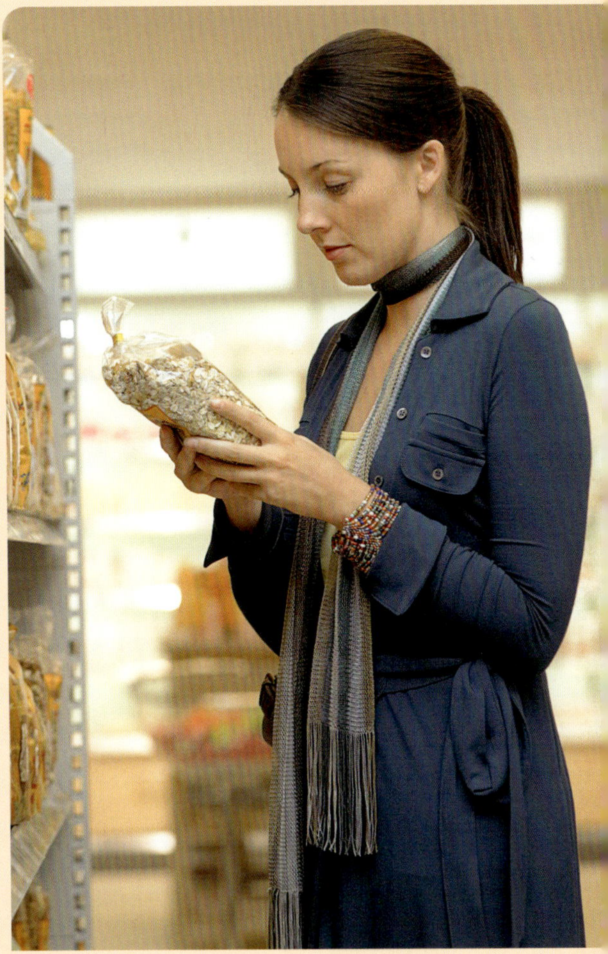

Kalorienbomben erkennen
Auch wenn man die Angaben oft nicht auf Anhieb versteht, es lohnt, die Nährwertangaben zu studieren. Sind jedoch keine zu finden, dafür aber viele Werbesprüche vom großen Genuss, dann handelt es sich mit Sicherheit um ein Produkt mit geringem Gesundheitsnutzen – und vielen Kalorien.

TIPP 18

Mit Laufen optimal Fett verbrennen

BEI KEINER ANDEREN AUSDAUERSPORTART wird der Stoffwechsel so nachhaltig angekurbelt wie beim Laufen. Mit Joggen als Fatburner bringen Sie sich also am effektivsten in Form. Laufen ist jedoch für Einsteiger meist sehr anstrengend. Das Training muss deshalb sorgfältig aufgebaut sein, damit Überforderungen und Frust erst gar nicht aufkommen können. Wählen Sie den sanften Einstieg ins Lauftraining, und freuen Sie sich über die nachhaltigen Erfolge.

20 PROZENT HÖHERER ENERGIEVERBRAUCH

Man kann es drehen und wenden wie man will: Die natürlichste und effektivste Ausdauersportart ist und bleibt Laufen. Studien beweisen, dass dabei die höchste Sauerstoffaufnahme in den Muskeln erreicht wird und damit auch der Kalorienverbrauch am höchsten ausfällt. Dazu wurden mit spiroergometrischen Methoden die Sauerstoffaufnahme gemessen und der Energieumsatz berechnet: Bei gleicher Belastung ergab sich ein etwa 20 Prozent höherer Kalorienverbrauch als beim Radfahren, Biken oder Inlineskaten. Dieser Vorteil gilt übrigens auch im Vergleich mit Nordic-Walking, obwohl dabei zusätzlich die Muskeln des Oberkörpers zum Einsatz kommen. Offenbar fordert Laufen in spezieller Weise den Stoffwechsel. Wissenschaftler führen das auf das kontrollierte Abdrücken und Abfangen des Körpergewichts in den Sprungphasen zurück.

› **Allerdings:** Die Sprungphasen sorgen auch dafür, dass mit der Landung Kräfte auf die Gelenke einwirken, die etwa das Doppelte bis Dreifache des Körpergewichts betragen. Daher ist Laufen bei vorgeschädigten Gelenken und deutlichem Übergewicht (BMI über 28) ungeeignet.

Laufen mit dem 4-Wochen-Einstiegsplan

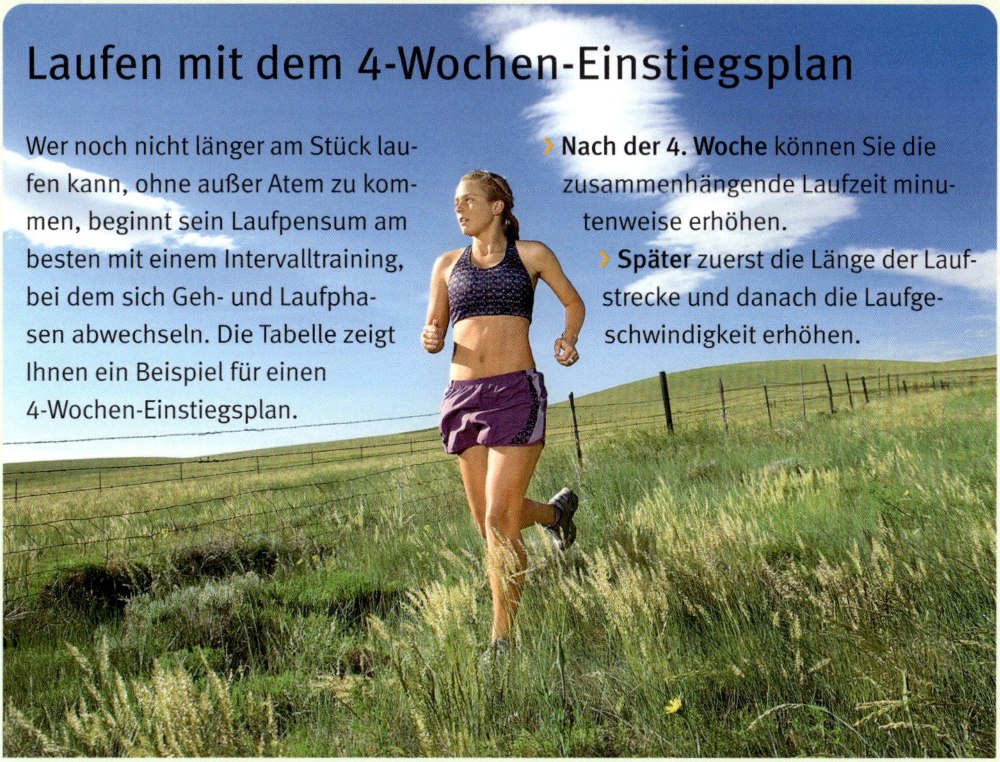

Wer noch nicht länger am Stück laufen kann, ohne außer Atem zu kommen, beginnt sein Laufpensum am besten mit einem Intervalltraining, bei dem sich Geh- und Laufphasen abwechseln. Die Tabelle zeigt Ihnen ein Beispiel für einen 4-Wochen-Einstiegsplan.

- **Nach der 4. Woche** können Sie die zusammenhängende Laufzeit minutenweise erhöhen.
- **Später** zuerst die Länge der Laufstrecke und danach die Laufgeschwindigkeit erhöhen.

4-WOCHEN-PLAN FÜR LAUFEINSTEIGER

Woche 1	3 Minuten Warm-up, Gehen	3 Minuten Laufen	3 Minuten Gehen/ Walken	3 Minuten Laufen	3 Minuten Cool-down, Gehen
Woche 2	3 Minuten Warm-up, Gehen	4 Minuten Laufen	2 Minuten Gehen/ Walken	4 Minuten Laufen	3 Minuten Cool-down, Gehen
Woche 3	3 Minuten Warm-up, Gehen	5 Minuten Laufen	1 Minute Gehen/ Walken	5 Minuten Laufen	3 Minuten Cool-down, Gehen
Woche 4	3 Minuten Warm-up, Gehen	12 Minuten Laufen	3 Minuten Cool-down, Gehen		

TIPP 19

Just do it: Den inneren Schweinehund austricksen

WER KENNT IHN NICHT, den viel zitierten inneren Schweinehund, der uns von unseren guten Vorsätzen in Sachen straffe Figur abhalten möchte. Ungerechterweise ist er meist dann am einflussreichsten, wenn wir beim Essen öfters über die Stränge geschlagen oder in punkto Bewegung schon länger nichts getan haben und innerlich wieder einmal auf der Kippe zwischen Faulenzen und Aufraffen stehen. Mit einigen Tricks können Sie ihn überlisten.

EIN PROGRAMM AUS URALTER ZEIT

Je mehr Beruf und Familie fordern, desto größer ist die Lust auf kalorienreiches Essen und desto geringer oft auch der innere Antrieb für sportliche Aktivitäten. Schließlich haben wir dann schon im normalen Alltag viel getan – leider jedoch nichts für die Figur.

Im Grunde meint der Schweinehund es gar nicht schlecht mit Ihnen: Er will Sie letztlich nur davon abhalten, Energie zu »vergeuden« und Sie obendrein noch dazu auffordern, mit leckerem Essen und kalorienhaltigen Drinks Vorräte für Notzeiten anzulegen. Da diese Sparschwein-Hamster-Strategie nicht mehr in unseren modernen Lebensstil passt und auf Dauer sogar krank macht, müssen Sie »selbst« das Kommando übernehmen.

› **Fazit:** Halten Sie sich immer vor Augen – gerade, wenn Sie sich abgespannt und gestresst fühlen –, dass Bewegung Sie neu aktivieren wird, Sie auf andere Gedanken bringt und Ihnen ein tolles Gefühl vermittelt, wenn Sie sich aufgerafft haben.

Strategien für Kopfmenschen

- An einem schriftlichen Trainingsplan führt kein Weg vorbei. Tragen Sie die Termine in Ihren Kalender ein, und halten Sie diese konsequent ein.
- Setzen Sie sich klare Ziele und kontrollieren Sie regelmäßig mit kleinen Tests Ihren Trainingsfortschritt.
- Halten Sie Ihr Sportequipment immer parat, damit es erst gar nicht zu inneren Debatten kommen kann.

Tricks für Gefühlsmenschen

- Schaffen Sie sich optimale Voraussetzungen für Ihre Workouts: In der Sportbekleidung sollten Sie sich wohlfühlen und die Räumlichkeiten und das Umfeld sollten stimmen.
- Besonders motivierend für Musikfans wirken flotte Rhythmen. Also immer den MP3-Player mit Ihrer Lieblingsmusik bereithalten.
- Sehr hilfreich sind auch Verbündete, die Ihnen passive Unterstützung in Form von Lob, Aufmunterung und Rat geben.
- Finden Sie aktive Mitstreiter, mit denen Sie einen festen Wochentag zum Trainieren vereinbaren, und die Sie gelegentlich durch ein Motivationstief bringen.

TIPP 20

Mit Eiweiß gut satt werden und mehr Muskeln aufbauen

KEINE NEUEN MUSKELN OHNE PROTEIN. Sie treiben Sport, um etwas Gewicht zu verlieren? Dann steht beim Essen Maßhalten auf dem Programm: Keine süßen Snacks, weniger Kalorien, weniger Fett. Doch wenn Ihre Muskeln wachsen sollen, sparen Sie besser nicht am Protein. Denn für den Muskelaufbau ist es unverzichtbar. Außerdem hilft eine Portion hochwertiges Eiweiß manchem Fitnessfan, besser satt zu werden. Und mit einem Protein-Shake lassen sich Hungerattacken zwischen den Mahlzeiten bestens abwehren.

PROTEIN, DER BAUSTOFF DER KRAFT

Wer ein paar Kilo abnimmt, läuft immer Gefahr, dass der Körper anstelle von ungeliebtem Fett ausgerechnet kostbare Muskelmasse abbaut. Ein gutes Angebot an eiweißreicher Nahrung wie Fisch, Milchprodukte, Eier und Fleisch ist deshalb hilfreich. US-amerikanische Forscher empfehlen, beim Aufbautraining täglich etwa 12 bis 15 Gramm Protein zusätzlich zu essen, um verbrauchtes Eiweiß zu ersetzen und zusätzliche Muskelfasern aufzubauen. Diese Menge lässt sich mit einem wohlschmeckenden Drink aufs Angenehmste hereinholen.

› **Wer allerdings denkt,** durch eine extrem hohe Eiweißzufuhr ganz bequem an mehr Muskeln zu kommen, ist auf dem Holzweg. Aus der Nahrung holt sich der Körper ausschließlich das, was er wirklich benötigt. Der Rest belastet nur.

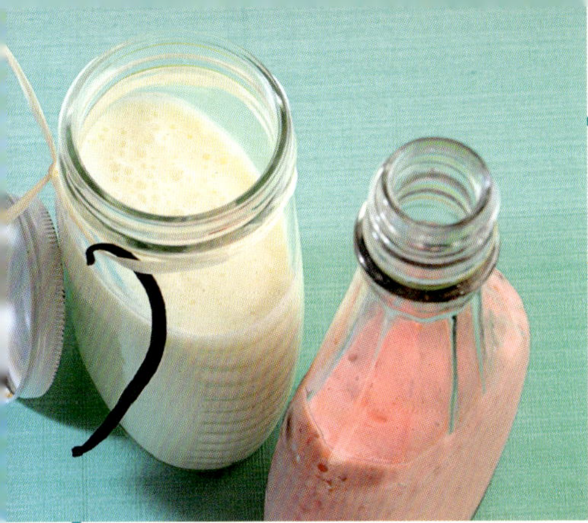

Gut gegen plötzlichen Hunger und für den Muskelaufbau: Eiweißdrinks

Vanille-Protein-Shake

1 Portion enthält: 12 g E | 1 g F
10 g KH | 2,5 g Bst | 101 kcal | 457 kJ

Zutaten für 2 Portionen

500 ml Buttermilch
20 g fettarmes Sojamehl
1 Prise gemahlene Vanille
(oder Vanille-Extrakt)
Zucker oder Süßstoff

Buttermilch mit Sojamehl und Vanille in einen Mixer geben und einmal kräftig aufschäumen. Nach Geschmack süßen.
Wer den Drink für unterwegs mitnehmen möchte, füllt ihn in eine Flasche und schüttelt vor dem Trinken einmal kräftig durch.

AUCH LECKER: Für feinen Karamellgeschmack und zusätzliche Mineralstoffe 1–2 TL Zuckerrübensirup zufügen.

Himbeer-Molke-Shake

1 Portion enthält (ohne Zucker):
6 g E | 1 g F | 14 g KH | 4,5 g Bst
105 kcal | 439 kJ

Zutaten für 3 Portionen

500 ml Buttermilch
200 g Himbeeren
2 EL Molkepulver
Zucker oder Süßstoff

Alle Zutaten in den Mixer geben und so lange pürieren, bis die Früchte zerkleinert sind. Den Shake mit Zucker oder Süßstoff abschmecken.

TIPP 21

Ohne Geräte und auf engstem Raum die Ausdauer verbessern

DAS WETTER oder die anderen Rahmenbedingungen mögen noch so ungünstig erscheinen – Kalorien verbrennen geht immer! Auch dann, wenn Sie zum Trimmen nicht raus wollen oder können – selbst, wenn Ihnen indoor keine speziellen Geräte wie Laufband oder Ergometer zur Verfügung stehen oder es nur wenig freien Platz gibt. Marschieren Sie einfach ein paar Minuten auf der Stelle, und/oder toben Sie sich beim »Schattenboxen« aus.

KEINE AUSREDEN MEHR

Zu heiß, zu kalt, zu nass – das Wetter wird mit Sicherheit am häufigsten bemüht, wenn es darum geht, einen Grund zu finden, das Ausdauertraining ausfallen zu lassen. Doch Ihrem Fettstoffwechsel ist es völlig egal, wie er aktiviert wird: Hauptsache, Sie heizen ihn regelmäßig an. Dazu eignen sich besonders Marschieren auf der Stelle, das Marching, sowie Schattenboxen, das Punching. Letzteres baut auch gleich noch Stress ab. Achten Sie allerdings darauf, dass Sie sich nicht zu schnell verausgaben, sondern die Aktivitäten im Stil eines Ausdauersports gut dosiert einsetzen.

› **Ganz pragmatisch betrachtet:** Walken auf der Stelle bringt dieselben physiologischen Effekte wie Walken in der freien Natur. Beim Schattenboxen sieht das im Vergleich zum realen Boxen natürlich etwas anders aus. Hier aktivieren und straffen Sie Ihre Oberkörpermuskeln, ohne dabei Treffer zu landen oder zu kassieren. So können Sie Ihre Fitness überall und jederzeit trainieren.

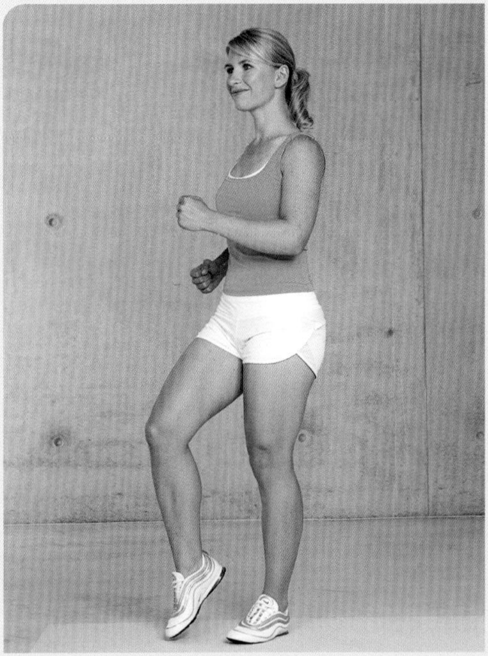

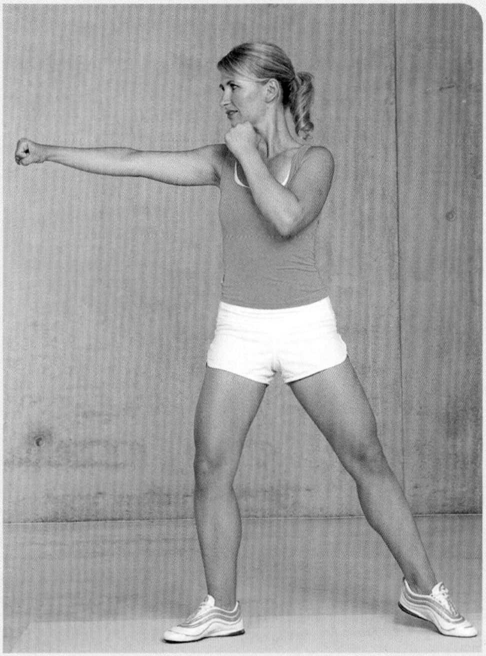

Marching

Gehen Sie dynamisch auf der Stelle mit betontem Armeinsatz. Dabei werden wie beim Walken die Bein-, Hüft- und Gesäßmuskeln gefordert. Je intensiver Sie marschieren und dabei die Arme betont einsetzen, desto höher klettert der Puls und umso höher auch der Kalorienverbrauch.

› **Für die Motivation:** Lassen Sie eine flotte Lieblingsmusik laufen, die Sie mögen.

Punches

Mit »Schattenboxen« in der Bewegung halten Sie die Pulsfrequenz auf Trab. Bleiben Sie mit kleinen Stepps immer in Bewegung. Halten Sie Ihren Oberkörper und Schultergürtel stabil. Führen Sie im Wechsel mit links und rechts explosiv »Punches« aus.

› **Für die Motivation:** Stellen Sie sich jemanden vor, den Sie nicht leiden können.

Das 15-Minuten-Programm

Marching und Punches lassen sich gut kombinieren: 3 Minuten marschieren, 2 Minuten Schattenboxen, 3 Minuten marschieren, 2 Minuten Schattenboxen, 3 Minuten marschieren, zum Abschluss des Indoortrainings 2 Minuten stretchen (siehe Dehnübungen Tipp 08).

TIPP 22

Nach Gefühl trainieren

JE BEWUSSTER UND REGELMÄSSIGER Sie trainieren, desto besser entwickelt sich auch Ihr Belastungsempfinden. Horchen Sie deshalb in Ihren Körper hinein, und beachten Sie seine Signale. Mit einem guten Körpergefühl finden Sie stets die individuell passende Dosierung. So erkennen Sie auch rechtzeitig Formschwankungen, die ganz normal sind, und können ganz intuitiv einen Gang runterschalten oder auch gelegentlich mehr Gas geben. Übrigens: Dieses gut geschulte Gefühl für die eigene Belastbarkeit hilft Ihnen nicht nur beim Sport, sondern auch im Alltag, Überanstrengungen zu vermeiden und ist damit ein Plus für Ihr Wohlbefinden und Ihre Gesundheit.

TAGESFORM NICHT IGNORIEREN

Die Trainingsform ist nicht immer gleich: Bereits zu unterschiedlichen Tageszeiten können sich Leistungsschwankungen bemerkbar machen. Ebenso bleibt ein stressiger Arbeitstag meist auch nicht ohne Folgen. Und beim Trainingszustand ist es ein großer Unterschied, ob Sie regelmäßig oder nur sporadisch aktiv sind. Ergo: Was an einem Tag zu viel ist, kann am nächsten Trainingstag passen.

› **Fazit:** Damit der Sport sich wirklich gesund auswirkt und immer Spaß macht, sollten Sie also keineswegs »laufen wie ein Uhrwerk«, sondern das Pensum auch an das aktuelle Empfinden anpassen. Regulieren Sie die Belastung in erster Linie über die Drosselung der Intensität, beim Laufen oder Walken also über das Tempo. Versuchen Sie, die geplante Trainingsdauer grundsätzlich einzuhalten und nur im Ausnahmefall zu reduzieren.

Schulen Sie Ihr Belastungsempfinden

Das Gefühl für die Intensität der aktuellen Belastung können Sie trainieren. Dazu eignet sich am besten ein Abgleich mit der sogenannten BORG-Skala.

So geht's: Ordnen Sie mehrmals beim Training Ihre Anstrengung einem Grad auf der Skala zu. Je nach Trainingsziel lassen sich die einzelnen Bereiche zuordnen:

› 11: relaxtes Ausdauertraining, gut geeignet zum Stressausgleich

› 13: Ausdauertraining mit hohem Kalorienverbrauch; sanftes Krafttraining

› 15: intensives Ausdauertraining (z. B. beim Intervalltraining); intensives Krafttraining

› 17: nur für junge, sehr gut Trainierte geeignet

Bald können Sie sich auch ohne die Hilfe dieser Skala zu jeder Zeit richtig einschätzen.

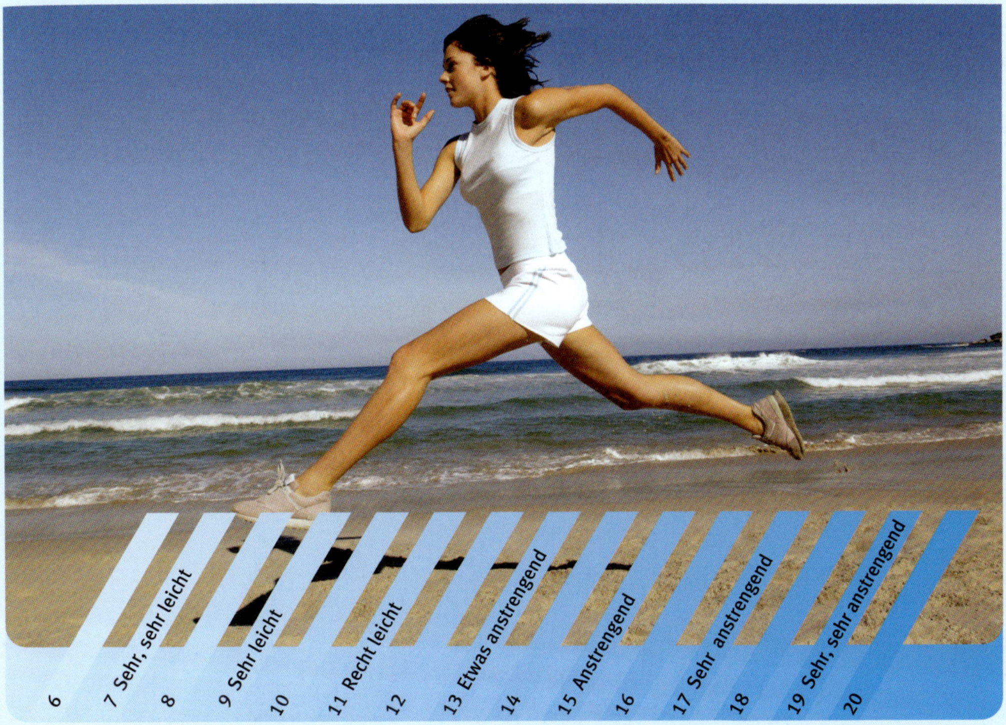
6
7 Sehr, sehr leicht
8
9 Sehr leicht
10
11 Recht leicht
12
13 Etwas anstrengend
14
15 Anstrengend
16
17 Sehr anstrengend
18
19 Sehr, sehr anstrengend
20

TIPP 23

Gut in Form mit Sportkursen

WEGWEISER IM KURSDSCHUNGEL. Sie möchten sich lieber zusammen mit Gleichgesinnten als alleine bewegen? Doch es gibt so viele Kurse mit immer neuen Trends und Variationen, dass Sie schon bei der Auswahl stecken bleiben? Dann stürzen Sie sich auf die bewährten Klassiker – die haben nicht umsonst alle Moden überdauert. Bedenken Sie bei der Auswahl, ob Sie Ihren Körper insgesamt in Form bringen wollen wie beim Pilates oder ob Sie wie beim Spinning den Schwerpunkt auf die Straffung der Beine legen möchten.

WELCHER KURS FÜR WEN?

Aktuelle Befragungen unter Fitness-Studio-Kunden machen deutlich: Über die Hälfte der Mitglieder finden Kurse sehr wichtig und nutzen sie regelmäßig. Denn Kurse bieten gegenüber einem Individualtraining den Vorteil des Gruppengefühls, das für viele Menschen sehr wichtig und motivierend ist. Je nach Kurs ergeben sich spezifische Vorteile, die Sie aus der Tabelle ablesen und gezielt nutzen können.

KURS	KALORIEN-VERBRAUCH	KRAFT	KRAFT-AUSDAUER	BEWEGLICH-KEIT	AUSDAUER	KOORDI-NATION	SCHNELLIG-KEIT
Stepp-Aerobic	●●●●	●○	●●●● (Beine)	●●○	●●●●●	●●●○	●
Pilates	●●	●●●	●●●○	●●●●○	●	●●●	●
Body Workout	●●	●●●	●●●○	●●●○	●●	●●	●
Power Yoga	●●	●●	●●○	●●●●●	●	●●○	●
Latin Dance	●●●●	●○	●●●○ (Beine)	●●○	●●●●○	●●●●○	●●
Hantelkurse	●●●	●●●	●●●●●	●●	●	●●	●
Spinning	●●●○	●●● (Beine)	●●●●● (Beine)	●○	●●●●●	●●	●○

Das bringen Ihnen die Kurssportarten

Stepp-Aerobic: Übungen auf höhenverstellbaren Stepps zur Straffung der Bein-, Hüft- und Gesäßmuskulatur: Schwerpunkte bilden die Verbesserung der Ausdauer und der Koordination in Kombination mit kräftigenden Elementen

Pilates: Sehr konzentriertes, effektives Muskeltraining mit einem ausgewogenen Konzept aus Kräftigungs- und Dehnübungen, für den ganzen Körper, mit Betonung der Bauch- und Rückenregion

Body Workout: Intensives Ganzkörpertraining, meist mit kleinen Geräten wie Tubes oder Kurzhanteln: Ziel ist die Kräftigung und Formung der gesamten Muskulatur

Power Yoga: Klassische Yogaübungen werden zu einem harmonischen Bewegungsablauf verbunden und straffen die gesamte Muskulatur

Latin Dance: Tänzerisches Ausdauertraining nach lateinamerikanischen Rhythmen, das vor allem die Beine formt: Trainiert werden auch Koordination und Bewegungsgefühl

Hantelkurse: Der Hauptteil des Kurses wird mit Langhantel-Übungen bestritten. Im Mittelpunkt steht die intensive Kräftigung und Formung des Oberkörpers

Spinning: Schnelles Radeln am Platz auf Kommando eines Trainers: Das abwechslungsreiche Biken auf einer virtuellen Route fördert in erster Linie die Ausdauer und strafft die Beine

TIPP 24

Immer wieder selbst belohnen

SIE HABEN SICH AUFGERAFFT und etwas für Ihre Figur getan. Selbst wenn Sie vielleicht finden, dass das doch »noch gar nichts war«, sollten Sie diese ersten Schritte würdigen und sich belohnen. Schließlich haben Sie Ihr inneres Faultier überwunden! Gönnen Sie sich also etwas Schönes, das Sie besonders erfreut. Damit motivieren Sie sich, weiter aktiv zu bleiben und noch mehr persönliche Erfolge zu feiern.

ERFOLGE WAHRNEHMEN

Gerade Frauen, die etwas für ihre Figur tun wollen, gehen oft sehr streng mit sich selbst um. Statt sich über erste Schritte und Erfolge zu freuen und darauf stolz zu sein, richten sie den Blick auf all das, was noch getan werden muss. Da bleibt die Motivation sehr schnell auf der Strecke ...

Dabei sind tatsächlich schon nach kurzer Zeit Trainingserfolge greifbar und messbar:

- Ihr Ruhepuls sinkt als Ausdruck eines besser trainierten Herzmuskels.
- Der Anteil der Fettverbrennung steigert sich, weil Sie intensiver trainieren und dabei auch besser Ihre Fettdepots anzapfen können.
- Ihr Muskelanteil nimmt zu, und Sie verbrauchen dadurch mehr Energie – in Ruhe, rund um die Uhr.
- Ihr Bauchumfang nimmt ab, genauso wie Fettpölsterchen an anderen unpassenden Stellen.
- Straffere und harmonischer ausgebildete Muskeln richten Ihre Körperhaltung auf, formen Ihre Silhouette und bringen Ihren Körper attraktiver zur Geltung.

All diese Effekte sind nach und nach objektiv messbar, und der Beweis, dass Sie eine Menge geleistet haben. Das sollten Sie gehörig feiern – und zwar nicht nur, wenn Sie Ihr Endziel erreicht haben, sondern schon bei den vielen kleinen Stufen zwischendurch.

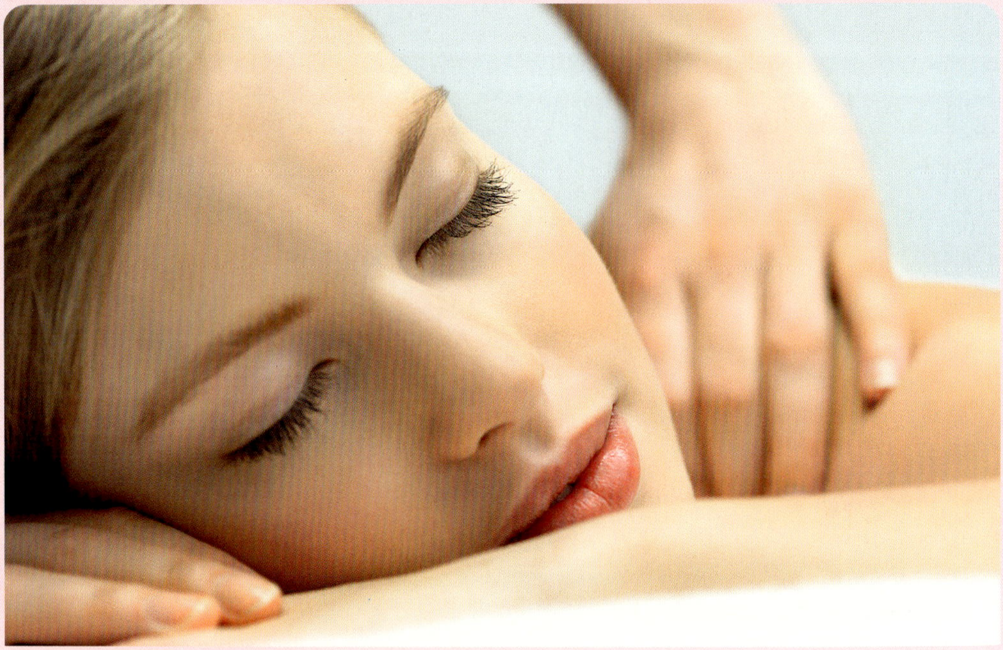

Es darf auch etwas mehr sein

Sportklamotten

Nichts bietet sich besser an, als schicke und bequeme Sportklamotten zu kaufen. Vor allem, wenn die alten nicht mehr passen, weil Sie schlanker geworden sind. Selbstverständlich sind auch neue schicke Klamotten fürs Büro oder den Alltag eine Superbelohnung ...

Wellnesswochenende

Verwöhnen Sie sich – und Ihren Körper – mit Wellness rund um die Uhr und gönnen Sie sich eine Auszeit in schönem Ambiente. Genießen Sie dabei auch das gute Gefühl, das Ihnen Ihr trainierter Körper nun vermittelt.

Kosmetik

Kaufen Sie sich tolle Sachen zur Körperpflege und gönnen Sie sich ruhig einmal etwas, das Sie sonst zu teuer finden.

Massage

Besonders wohltuend ist auch eine Massage nach dem Training. Sie gönnen damit sich und Ihren Muskeln die verdiente Belohnung. Außerdem werden Sie angenehm entspannt und locker.

TIPP 25

Mit der individuellen Pulsfrequenz schneller schlank und fit

SIE HABEN EINEN MAXIMALEN EFFEKT für Ihre Fitness und Ihre Figur verdient, wenn Sie trainieren. Das klappt viel besser mit maßgeschneiderter Belastung als mit einem Nullachtfünfzehn-Trainingsprogramm. Dabei führt kein Weg an einem pulskontrollierten Training vorbei. Allerdings funktioniert das nicht nach dem viel zu groben Pauschalrezept »180 minus Lebensalter«, sondern indem Sie Ihren ganz persönlichen Trainingspuls bestimmen.

AUSDAUER-TRAININGSPULS – EIN INDIVIDUELLER WERT

Professionelle Trainingsempfehlungen sorgen dafür, dass der Stoffwechsel optimal angekurbelt, der Organismus aber nicht überfordert wird. Deshalb variieren sie von Mensch zu Mensch meist recht deutlich, weil wir alle unterschiedlich sind. Neben dem Alter spielen dabei vor allem die Trainingshäufigkeit sowie der Ruhepuls eine entscheidende Rolle. Der Ruhepuls (gemessen morgens vor dem Aufstehen) ist gewissermaßen das »Startguthaben«, körperliche Aktivitäten kommen für den Sportpuls dazu. Wie viele Pulsschläge zum Ruhepuls addiert werden, hängt von zwei Aspekten ab:

- Einerseits maßgeblich vom **Lebensalter:** Je älter, desto geringer auch die maximal erreichbare Pulsfrequenz und dementsprechend geringer der Aufschlag an Pulsschlägen zum Ruhepuls.
- Andererseits entscheidet auch die **Trainingshäufigkeit,** wie belastbar Sie sind. Denn natürlich schaffen Trainierte höhere Anstrengungen als Anfänger, die auch schneller überlastet sind.

In drei Schritten zum individuellen Trainingspuls

Schritt 1: Ruhepuls bestimmen
Den Ruhepuls messen Sie morgens im Bett liegend an drei Tagen. Tasten Sie dazu Ihren Puls mit den mittleren drei Fingern an der Innenseite des Arms unterhalb des Handgelenks. Zählen Sie die Schläge in 60 Sekunden. Nehmen Sie den Mittelwert der drei Messungen als Ruhepuls.

Schritt 2: Tabelle wählen
Wählen Sie gemäß Ihres Trainingsumfangs *pro Woche* die für Sie passende Tabelle.

Schritt 3: Pulsfrequenz ablesen
Ermitteln Sie dann anhand Ihres *Alters* und Ihres *Ruhepulses* (jeweils auf- oder abrunden) Ihre individuelle Trainingspulsfrequenz. Beispiel: Wer ca. 90 Minuten wöchentlich läuft, gilt als moderat trainiert. Bei einem Alter von 44 Jahren und einem Ruhepuls von 62 ergibt sich eine Trainingsherzfrequenz von 138 Schlägen. Dieser Trainingspuls gilt als Orientierungswert für das Lauftraining. Wenn Sie nordic-walken, inlineskaten oder am Crosstrainer trainieren, ziehen Sie 5 Schläge ab, beim Walken, Radfahren, Rudern und Schwimmen 10 Schläge.

UNTER 1 STUNDE AUSDAUERTRAINING

Ruhepuls	20 Jahre	30 Jahre	40 Jahre	50 Jahre	60 Jahre
50	135	131	127	123	119
60	140	136	132	127	123
70	144	140	136	132	128
80	149	145	141	136	132

1–2 STUNDEN AUSDAUERTRAINING

Ruhepuls	20 Jahre	30 Jahre	40 Jahre	50 Jahre	60 Jahre
50	143	139	134	130	125
60	147	143	138	134	129
70	151	147	142	138	133
80	155	151	146	142	137

2–4 STUNDEN AUSDAUERTRAINING

Ruhepuls	20 Jahre	30 Jahre	40 Jahre	50 Jahre	60 Jahre
50	151	146	141	136	131
60	154	149	145	140	135
70	158	153	148	143	138
80	161	156	152	147	142

TIPP 26

Für optimale Regeneration nach dem Sport viele Proteinquellen nutzen

NEUE MUSKELZELLEN UND EIN STRAFFER KÖRPER, schöne Haut und Haare – dafür braucht der Körper hochwertiges Nahrungseiweiß. Daher empfehlen Fitness-Experten begleitend zum Training eine proteinbetonte Ernährung. Kein Problem für Fleischesser, aber was tun Vegetarier? Pflanzliche Lebensmittel liefern im Schnitt weniger Protein. Kombiniert man die Lebensmittel jedoch richtig, steigt die Qualität.

AUF DIE QUALITÄT KOMMT ES AN

Unsere Verdauungssäfte zerlegen proteinreiche Lebensmittel, um daraus Baumaterial für Muskeln, Organe und Haut zu gewinnen. Wichtiger als die Menge ist dabei die Qualität. Ideal wird eine Eiweißquelle für den Körper, wenn er aus den Bestandteilen (Aminosäuren) viel körpereigenes Eiweiß aufbauen kann. Fachleute nennen dies die »biologische Wertigkeit« und haben den einzelnen Eiweißquellen Kennzahlen zugeordnet. Dabei wurde das Hühnerei als Messlatte benutzt und gleich 100 gesetzt. Noch bessere Werte lassen sich durch die Kombination verschiedener Zutaten erzielen.

Das klingt vielleicht kompliziert, wird aber beim Kochen tagtäglich unbewusst angewendet: Bratkartoffeln mit Spiegeleiern haben zum Beispiel eine biologische Wertigkeit von 136. Sie liegt also deutlich höher als das Ei (100) und die Kartoffeln (99) allein, weil sich die beiden Lebensmittel optimal ergänzen. Fast ebenso gut ist die Kombination von Kartoffeln mit Milchprodukten, Fleisch oder Fisch. Bohnen und Erbsen werden als gute Eiweißquelle am besten mit Getreide gegessen. Ebenfalls ideal sind Gerichte aus Kichererbsen mit Soja (z.B. Tofu) und Sesam oder anderen Samenkernen.

Der ideale Eiweißmix für alle, die wenig oder gar kein Fleisch essen

Wer die Lebensmittel innerhalb einer Mahlzeit gut kombiniert, versorgt den Körper mit hochwertigem Eiweiß, das eine Fleischmahlzeit problemlos ersetzen kann.

	Milch, Käse, Joghurt und andere Milchprodukte	Eier	Brot, Getreide, Nudeln	Mais	Kartoffeln	Erbsen, Bohnen, Linsen, Kichererbsen	Nüsse, Samen
Milch, Käse, Joghurt und andere Milchprodukte		☺	☺	☺	☺	☺	☺
Eier			☺		☺		
Brot, Getreide, Nudeln	☺	☺				☺	☺
Mais	☺					☺	
Kartoffeln	☺	☺					
Erbsen, Bohnen, Linsen, Kichererbsen	☺	☺	☺	☺			☺
Nüsse, Samen	☺		☺			☺	

TIPP 27

Mit Intervalltraining für mehr Abwechslung sorgen

GEGEN MONOTONIE, FÜR MOTIVATION. Fühlen Sie sich in Sachen Ausdauer ziemlich fit und reif für neue Herausforderungen? Dann machen Sie Ihren Trainingsplan mit Intervalltraining jetzt abwechslungsreicher und intensiver. Nutzen Sie das Wechselspiel mit der Belastung, sorgen Sie für einen neuen Push!

NEUE REIZE DURCH INTERVALLTRAINING

Im Gegensatz zum Dauertraining mit relativ konstanter Pulsfrequenz, wird beim Intervalltraining absichtlich der Puls für kurze (!) Zeit erhöht, um ihn anschließend innerhalb einer weniger anstrengenden Phase wieder »einzufangen«. Ihr Puls pendelt also um Ihre individuelle Trainingspulsfrequenz. Die sollte aber nicht zu lange und nicht zu weit überschritten werden: Wenn Sie zu viel Gas geben, reichen die Erholungsintervalle nicht mehr aus. Der Puls klettert dann immer weiter, und Sie würden sich insgesamt zu hoch belasten.

Das Intervalltraining hat entscheidende Vorteile gegenüber der Dauertrainingsmethode:

- Wenn Sie gezielt die Belastung variieren, führt das für den Körper zu neuen **Anreizen, seinen Energie-Stoffwechsel zu optimieren,** und steigert damit auch Ihren Trainingseffekt.
- Ihr Körper gewöhnt sich allmählich an **neue, intensivere Belastungen** und passt sich entsprechend an.
- Die Abwechslung bringt Ihnen sicher auch einen **Motivationsschub,** der wiederum durch spürbare Trainingseffekte noch zusätzlich verstärkt wird!
- Das Intervalltraining eignet sich besonders gut auch für diejenigen, die das Gefühl haben, in punkto **Leistung** auf der Stelle zu treten, und mehr wollen.

Intervalltraining – so funktioniert's

Bauen Sie einmal pro Woche eine Intervalltrainingseinheit in Ihr Ausdauerprogramm ein. Das Beispiel in der Grafik für den Aufbau eines insgesamt 45-minütigen Programms können Sie beliebig auf Laufen, Biken oder andere Ausdauersportarten übertragen.

Ihre individuelle Trainingspulsfrequenz für die jeweilige Ausdauersportart liefert Ihnen die Orientierung für das Intervalltraining: Steigern und reduzieren Sie die Belastung um diesen Wert herum systematisch um bis zu 15 Pulsschläge, aber ohne sich zu überlasten.

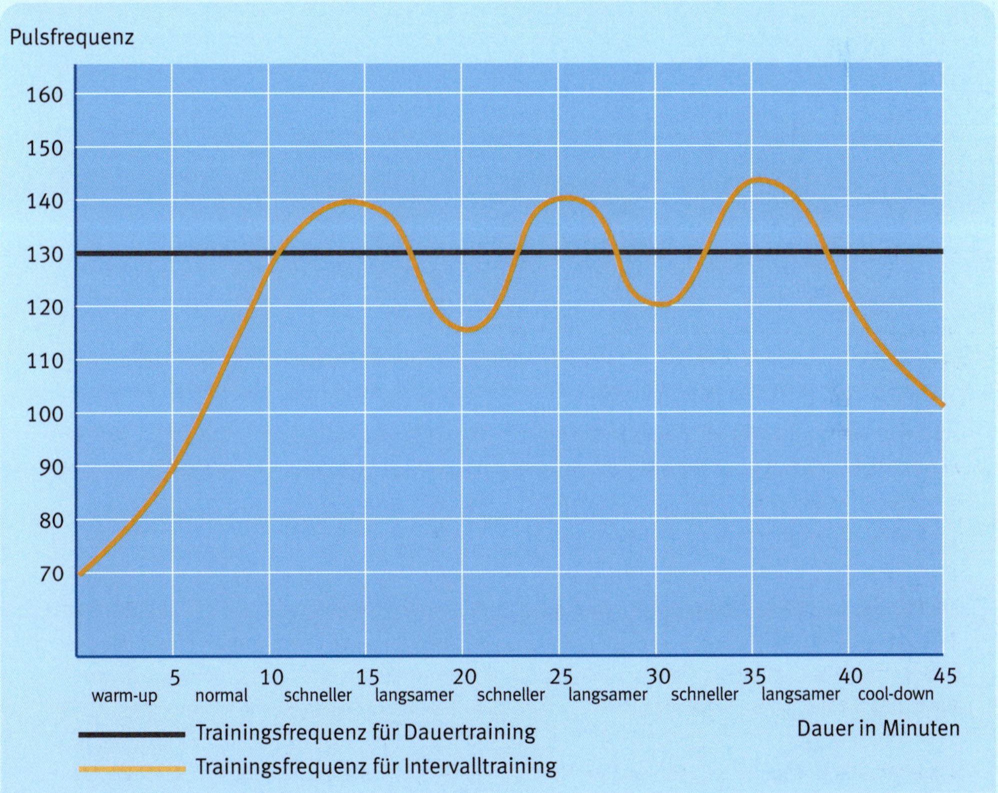

Beispiel des Pulsfrequenzverhaltens bei einem richtig aufgebauten Intervalltraining. Der Puls variiert um den optimalen Bereich, ohne übermäßig anzusteigen.

TIPP 28

Den richtigen Proviant ins Büro mitnehmen: fit, leicht & lecker

ES GIBT SIE, DIE IDEALE KANTINE. Dort kommt viel Frisches auf den Tisch, es werden gesunde Snacks angeboten, und überall stehen die Kalorien drauf. Wer sich während der Arbeitspause dort stärken darf, ist ein Glückspilz. Alle Übrigen haben ein Problem. Denn wenn man sich auf Dauer von Restaurant- oder Schnellimbiss-Mahlzeiten ernährt, nimmt man leicht zu und verliert seine straffen Formen. Die einzige bezahlbare Alternative: Proviant von zu Hause mitbringen. Dass der keine Notlösung sein muss, zeigen unsere beiden Rezepte für vegetarische Dips.

QUALITÄTSSTANDARDS VOM BUNDESMINISTERIUM

Gemeinsam mit der Deutschen Gesellschaft für Ernährung gibt das Bundesministerium für Ernährung, Landwirtschaft und Verbraucherschutz an Unternehmen und Beschäftigte bundeseinheitliche Empfehlungen für eine gesunde Ernährung am Arbeitsplatz heraus. Das Ministerium wünscht sich:

- ein ausgewogenes Essensangebot für die Mittags- und die Zwischenverpflegung
- Getränke zur Versorgung mit Flüssigkeit
- Übernahme der Getränkekosten vom Arbeitgeber
- eine angenehme Atmosphäre in der Kantine, weil Speiseräume die Akzeptanz des Essensangebots entscheidend beeinflussen
- kompetente Mitarbeiter in der Küche und an der Essensausgabe
- Preise, die es den Beschäftigten ermöglichen, von einer gesundheitsförderden Betriebsverpflegung zu profitieren.

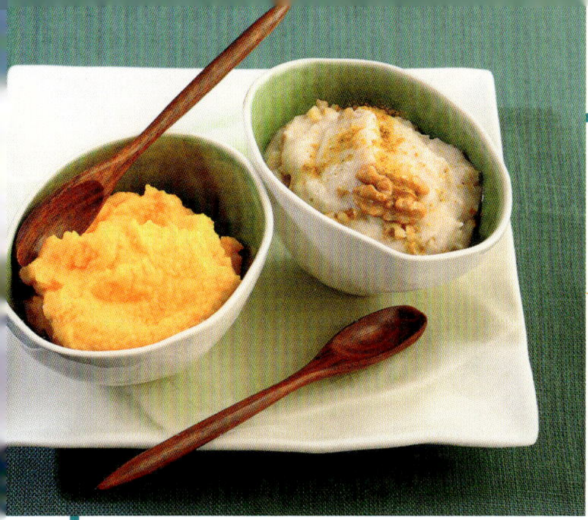

Die würzigen Cremes in der Mittagspause mit geputzten Möhren, Staudensellerie, Kohlrabi oder Chicoréeblättern aufdippen.

Currycreme mit Walnusskernen

1 Portion enthält: 9 g E | 17 g F
17 g KH | 6 g Bst | 268 kcal | 1122 kJ

Zutaten für 2 Portionen

250 g weiße Bohnen (Dose)
100 ml Gemüsesaft
1 EL Weizenkeimöl, Crème fraîche
2 EL Walnusskerne
Salz, 1 EL Currypulver

1 Bohnen mit Gemüsesaft, Öl und Crème fraîche in ein hohes Gefäß geben. Mit dem Pürierstab fein zerkleinern.
2 Walnüsse hacken und unter die Creme heben. Mit Salz und Curry kräftig abschmecken.

Möhrencreme mit Wasabi

1 Portion enthält: 5 g E | 2 g F
14 g KH | 8,5 g Bst | 102 kcal | 428 kJ

Zutaten für 2 Portionen

400 g Möhren
150 ml Gemüsebrühe
¼–½ gestrichener TL Guarkernmehl (Reformhaus)
100 g fettarmer Joghurt
2 EL Weizenkeime
1–2 TL Wasabi
Saft von ½ Limette
Salz, Pfeffer

1 Möhren schälen, klein schneiden und in der Brühe 15–20 Minuten garen.
2 In der Brühe kurz abkühlen lassen und zusammen mit Guarkernmehl, Joghurt und Weizenkeimen fein pürieren.
3 Mit Wasabi, Limettensaft, Salz und Pfeffer kräftig abschmecken.

Im Kühlschrank halten sich die Dips zwei bis drei Tage.

TIPP 29

Achtung, Promille: Besser nippen statt kippen

AUCH BEI WEIN GEHT DIE AMPEL IRGENDWANN AUF ROT. Rotwein gilt zwar als gesund, und nicht jeder, der gern ein Gläschen trinkt, wird gleich zum Alkoholiker. Kleine Mengen scheinen sogar so etwas wie Medizin zu sein. Doch Vorsicht: Fällt es Ihnen schwer, rechtzeitig aufzuhören? Wird aus dem Glas leicht eine halbe Flasche? Dann wird es Zeit, weniger zu trinken. Darüber freut sich Ihre Figur.

ALKOHOL: IM ÜBERFLUSS KEIN GENUSS

Beim Alkohol ist es wie bei jedem anderen Genussmittel: Die Dosis macht das Gift. Ein Gläschen hat Vorteile, zwei gehen gerade noch, das dritte landet in der Leber und auf den Hüften. Alkohol schadet besonders jenen, die neben den Prozenten auch gern Fett und Zucker mögen: Gerade diese Kombination erzeugt besonders oft eine Fettleber.

Natürlich ist Alkohol eine Kalorienfalle, schließlich liefert ein Gramm sieben Kalorien, also beinahe so viel wie in einem Gramm Fett (9 kcal) und mehr als ein Gramm Zucker (4 kcal). Zusätzlich stoppt er die Verbrennung von Fett für mehrere Stunden und untergräbt gute Vorsätze, die ohne Alkohol ganz gut geklappt hätten.

Experten raten deshalb: Männer sollten pro Tag höchstens einen halben Liter Bier oder ein Viertelliter Wein trinken. Frauen vertragen sogar nur die Hälfte dieser Menge. Forscher vom Center für Alkoholforschung am dänischen Institut für Volksgesundheit in Kopenhagen empfehlen einen aktiven Lebensstil bei moderatem Alkoholkonsum.

So gehen Sie bewusst mit Alkohol um

Vier Wochen trocken bleiben

Sie fühlen sich oft schlapp und müde? Das könnte ein Notruf der Leber sein. Gehen Sie vorsichtshalber zum Hausarzt. Und probieren Sie aus, ob die Lust auf Aktivität und Bewegung wieder kommt, wenn Sie den Alkohol weglassen.

Freie Tage einplanen

Wer täglich trinkt, belastet den Körper am meisten. Also mindestens zwei, besser drei Tage die Woche ohne Alkohol auskommen. Entweder während der Woche darauf verzichten und sich dafür am Wochenende ein Glas genehmigen. Oder, wenn man im Beruf oft an Alkohol gerät, das Wochenende von der Droge freihalten.

Wie viel trinke ich täglich?

Manchmal gehört ein bisschen Mut dazu, sich einzugestehen, auf welche Mengen man so kommt. Also tapfer sein und den Messbecher zücken. Prüfen Sie, wie viel Milliliter in die Gläser hineinpassen, die Sie gewöhnlich benutzen. Sogar Profis wie etwa Barkeeper verschätzen sich beim Inhalt um bis zu 30 Prozent.

Menge reduzieren

Überlegen Sie vorher, wie viel Sie trinken möchten. Messen Sie die Menge ab, und stellen Sie den Nachschub so weit weg wie möglich. Oder beschränken Sie die Gelegenheiten, zum Beispiel: Ich trinke nicht vor 18 Uhr; ich trinke nie allein.

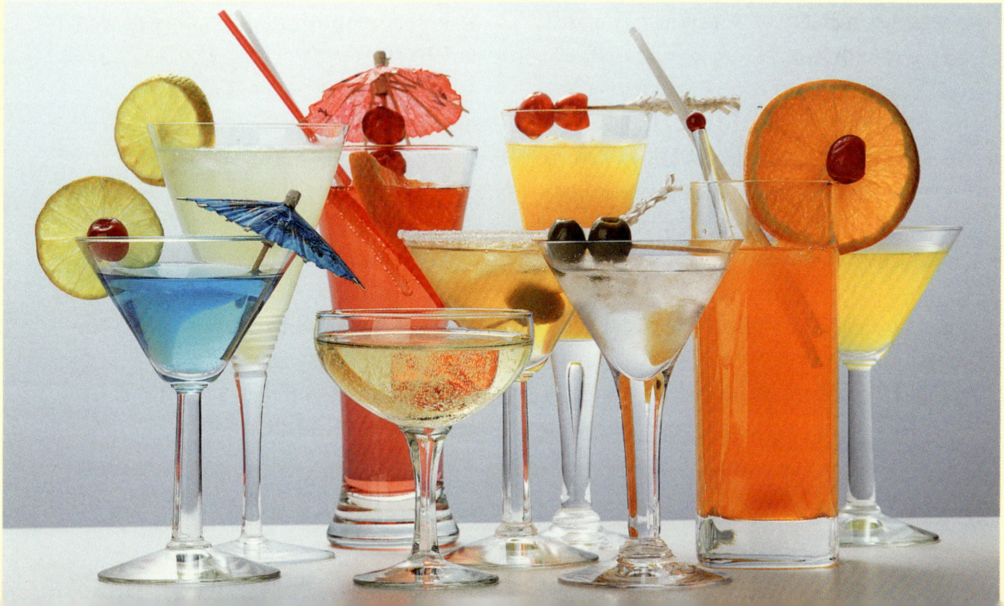

TIPP 30

Rundum fit bleiben mit Ihrer Lieblingssportart

WER SEINEN LIEBLINGSSPORT GEFUNDEN HAT, hat nicht nur regelmäßig viel Freude an diesem Bewegungstraining, sondern er hat es viel leichter, aktiv und gesund zu bleiben. Reicht dies jedoch auch aus, um die Fitness in Schuss und die Figur in Form zu halten oder zu bringen? Jede Sportart bietet unterschiedliche Anforderungen und Benefits und vernachlässigt manche Bereiche. Sorgen Sie mit gezieltem Training für den nötigen Ausgleich.

EINSEITIGE FITNESS VERMEIDEN

Skilanglauf gilt als optimaler Fitness-Sport. Alle großen Muskelgruppen sind im Einsatz, der Energieverbrauch ist enorm, Arme, Beine und Rumpf werden fest und straff. Aber im Sommer? Andere Sportarten wie Tennis kann man zwar ganzjährig durchführen, allerdings braucht man schon eine gute Spielstärke und ausreichend lange Ballwechsel, damit der Puls ordentlich klettert und Fett verbrannt wird. Hinzu kommt – entsprechend des Schlagarms – eine ziemlich einseitige muskuläre Beanspruchung. Es gibt also Gründe genug, um durch ein gezieltes Training nachzubessern und mit Zusatzübungen für eine harmonische Figur zu sorgen.

› **Fazit:** Untersuchen Sie Ihre Lieblingssportart nach folgenden Gesichtspunkten:

› Können Sie Ihren Puls während der Belastung kontinuierlich hoch halten?

› Wie intensiv werden Ihre Muskeln tatsächlich gefordert?

› Welche Muskeln werden mehr bzw. welche weniger belastet?

› Wie intensiv und wie gleichmäßig ist die Belastung?

Ergänzen Sie Ihre Lieblingssportart mit gezieltem Training

SPORTART	CHARAKTERISTIK	BODYSHAPING (KRÄFTIGUNG)	FATBURNING (AUSDAUER)
Tennis	Technisch anspruchsvolles Rückschlagspiel	Gezieltes Training der Bauch- und Rückenmuskeln nötig. Ausgleichende Übungen (z. B. mit Thera-Band) für die Gegenseite des Schlagarms	Nur bei guter Spielstärke anstrengend. Ansonsten ergänzendes Ausdauertraining
Tanzen	Fördert das Bewegungsgefühl, die Körperbeherrschung und auch die allgemeine Fitness	Ergänzende Übungen für die Rumpfmuskulatur verbessern die Stabilität. Übungen für die obere Rückenmuskulatur unterstützen eine aufrechte Körperhaltung	Mit einem ergänzenden Ausdauertraining verbessern Sie Ihre Basisfitness. Die Bewegungen beim Tanzen wirken lockerer und entspannter
Badminton, Squash	Im Vergleich zu Tennis auch bei geringerer Spielstärke wesentlich anstrengender	Ausgleichstraining vor allem für die Rücken- und Bauchmuskeln sowie die Gegenseite des Schlagarms	Wenn Sie einmal pro Woche spielen, sollten Sie zusätzlich ein- bis zweimal pro Woche Ausdauertraining durchführen
Volleyball	Zu wenig Ballkontakte/Spielaktionen, um die Fettverbrennung auf Touren zu bringen	Die Beine werden gut trainiert. Alle anderen Muskelgruppen sollten Sie gezielt trainieren und straffen	Ein paralleles Ausdauertraining ist Pflicht in Sachen Fatburning
Reiten	Fördert Haltung und Körperkontrolle. Jedoch relativ geringer Ausdauereffekt	Gezieltes Training der Abduktorenmuskeln, der Schulter- und Armmuskeln sinnvoll	Ergänzendes Ausdauertraining zur Steigerung des Kalorienverbrauchs

TIPP 31

Fit werden – by the way

BEWEGUNG IM ALLTAG – da gibt es mehr als genug Möglichkeiten, auch ohne gezieltes Training in Form zu kommen oder zu bleiben: Machen Sie die Treppe zu Ihrem Stepper, die Einkaufstasche zu Ihrer Hantel, die Wegstrecke zum Parkplatz oder zur S-Bahn zum Walking-Track. Das kostet Sie weder Zeit noch Geld – aktiviert aber wunderbar die Muskeln und verbraucht zusätzliche Kalorien, und zwar mehr als man häufig denkt. Wer auf diese Art und Weise Bewegung in den Alltag bringt, hat für seinen Stoffwechsel nebenbei bereits die »halbe Miete« an Bewegungskalorien eingefahren.

MINI-WORKOUTS UND BONUSMEILEN

Der Alltag ist so lang – perfekt, um das ein oder andere Workout zwischendurch einzuschieben. Sie werden staunen, wie hoch der Kalorienverbrauch ist, den Sie nebenbei, ohne große Anstrengung und ohne nennenswerten Zeitverlust erreichen können. Je mehr Bewegungsbausteine Sie in Ihren Alltag einreihen, desto besser ist das für Ihr Herz-Kreislauf-System, den Stoffwechsel, die Muskulatur und natürlich auch für den Rücken und die Gelenke.

› **Bitte nicht missverstehen:** Die Alltagsbewegungen sollen Sie natürlich nicht von Ihrem Training in der Freizeit abhalten. Der Vorteil besteht vielmehr darin, dass Sie nach einem aktiv gestalteten Tagesablauf mit einem Bonus ins Training starten oder bereits einiges getan haben, wenn Sie keine Lust oder Zeit haben zu trainieren. Außerdem lockern Sie mit solchen eingestreuten Bewegungshäppchen Ihren Alltag auf und kommen so insgesamt besser durch den Tag.

1 Stepptraining durch Treppensteigen

Was die meisten Menschen als lästig oder überflüssig betrachten, sollte zum Bestandteil Ihres Trainingsplans im Alltag werden. Lassen Sie konsequent den Fahrstuhl links liegen und nutzen Sie jede sich bietende Stufe. Damit sorgen Sie – ganz nebenbei – für ein effektives Training der Beinmuskeln, wie es besser an teuren Steppern im Studio nicht sein kann. *Zusätzlicher Kalorienverbrauch: ca. 70 kcal in 5 Minuten*

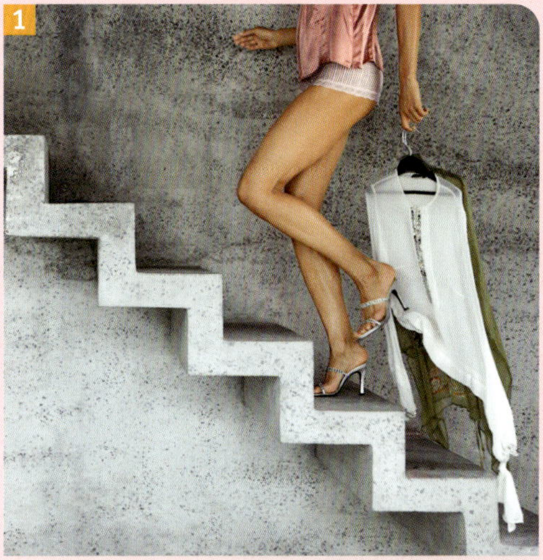

2 Power Walking im Alltag

Wer zwischen Parkplatz, Bushaltestellen und Arbeitsplatz viel Zeit verliert, ist meist genervt. Aber sehen Sie es doch anders, und gehen Sie länger: Die Distanz sollte sogar mindestens so weit sein, dass Sie eine 5-, besser 10-minütige Powerwalking-Strecke erhalten und diese dann konsequent mit sportlichem Gehen nutzen. Damit gewinnen Sie täglich 10–20 Minuten an effektiver Trainingszeit. *Zusätzlicher Kalorienverbrauch: 110 kcal in 10 Minuten*

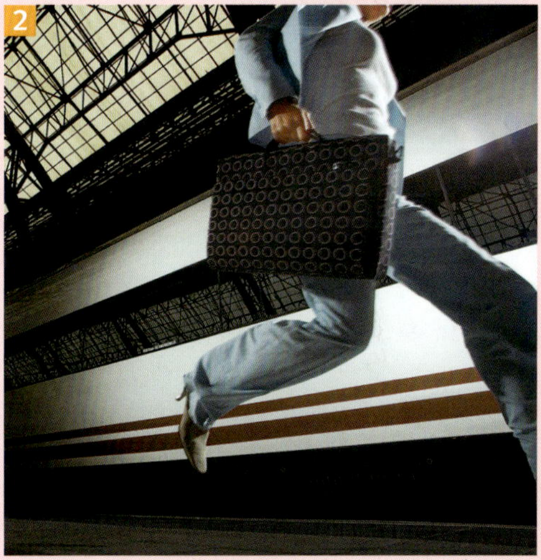

3 Einkäufe schleppen

Dass Hanteltraining effektiv ist, wissen Sie sicher. Dasselbe gilt für das Schleppen von Einkaufstaschen oder Getränkekisten. Ihren Muskeln ist es nämlich ziemlich egal, was Sie mit Ihren Händen tragen oder bewegen. Entscheidend ist allein die Muskelspannung. Betrachten Sie also beim nächsten Einkauf Taschen oder Kisten als Hanteln. Wichtig: Achten Sie dabei auf eine gute Körperhaltung mit stabilen Schultern und geradem Rücken. *Zusätzlicher Kalorienverbrauch: ca. 50 kcal in 5 Minuten*

TIPP 32

Im eigenen Fitness-Studio zu Hause trainieren

SIE HABEN OFT KEINE ZEIT oder keine Lust, zum Training ins Studio zu gehen? Dann richten Sie sich doch ein Studio in den eigenen vier Wänden ein! Ein paar Quadratmeter reichen schon aus. Außerdem können Sie Kleingeräte jederzeit auch wieder wegräumen. Auch die Kosten halten sich in Grenzen und liegen sicherlich deutlich unter denen eines Fitness-Abos im Studio.

DIE BASISEINRICHTUNG

Wenn Sie sich ein Kardiogerät fürs **Ausdauertraining** anschaffen möchten, dann am besten einen Crosstrainer, auch Ellipsentrainer genannt. Mit diesem Gerät trainieren Sie gelenkschonend und in aufrechter Haltung Ihr Herz-Kreislauf-System und Ihren Stoffwechsel. Die aufrechte Körperhaltung ist umso vorteilhafter, wenn Sie tagsüber viel sitzen. Da im Vergleich zu einem Fahrradergometer auch die Muskeln des Oberkörpers aktiv sind, erzielen Sie einen größeren Kalorienverbrauch und formen auch die Muskeln im oberen Bereich.

Natürlich können Sie das Ausdauertraining auch **draußen** durchführen. Oder Sie wählen das Zirkeltraining (Tipp 10), dann kommen Sie auch **ohne Geräte** aus.

› **Für das Muskeltraining** reichen im Grunde Übungen mit dem eigenen Körpergewicht, um die großen Muskeln des Körpers aufzubauen und die Figur in Form zu bringen. Dennoch können kleine Geräte wie rechts helfen, weil sie das Training auf Dauer abwechslungsreicher machen und vielleicht auch einen Motivationsschub liefern.

Damit bringen Sie Ihre Muskeln zu Hause in Form

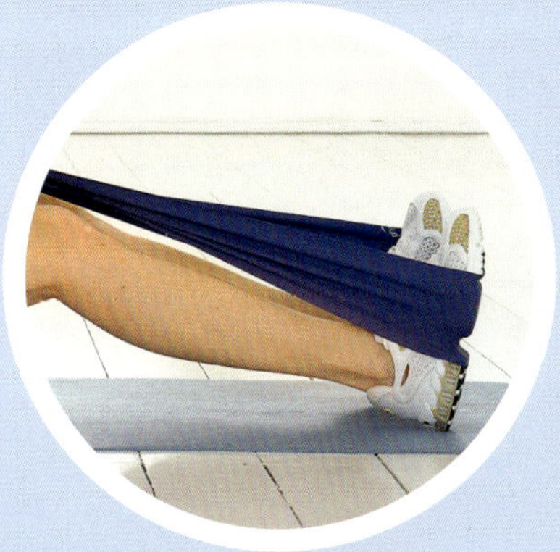

Thera-Band

Dieses Latexband ist der günstigste und flexibelste Universaltrainer, den der Markt zu bieten hat. Es kostet nur ein paar Euro, passt in jede Westentasche und trainiert jede noch so kleine Muskelgruppe. Das Band gibt es in verschiedenen Stärken und passt sich so Ihrer wachsenden Fitness an.

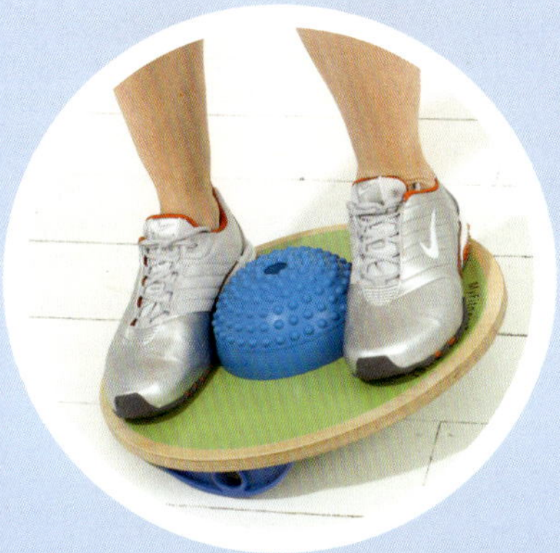

MFT-FitDisc

Das Training auf dem Wackelbrett zielt vor allem ab auf die Beine. Auf dem kippeligen Board stehend werden alle Übungen intensiver. Besonders gefordert ist dabei die Koordination, was für mehr Stabilität rund um die Gelenke sorgt. Kosten: etwa 70 €

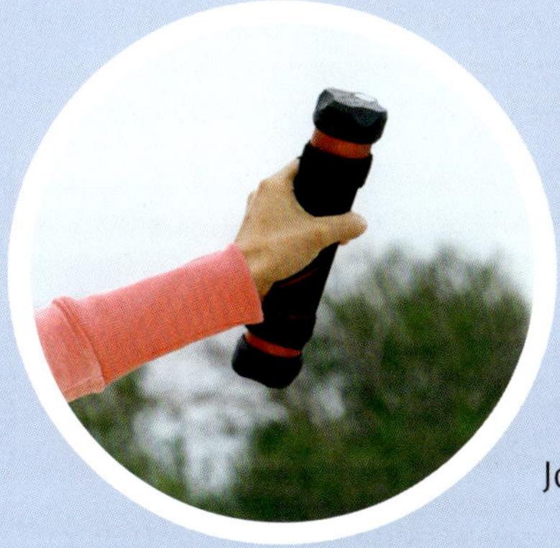

XCO-Trainer

Die handlichen Büchsen können Sie einsetzen wie Kurzhanteln. Im Inneren wird eine Granulatsubstanz wie eine Schwungmasse bewegt. Das fordert die Muskeln intensiv und auf sanfte Weise. Die XCOs können auch effektiv als Handgerät zur Steigerung des Kalorienverbrauchs beim Walken oder Joggen genutzt werden. Kosten: etwa 100 €

TIPP 33

Versäumte Bewegung einfach später nachholen

BESSER ALS NICHTS. Das kennt jeder: Ein Termin jagt den anderen, eine Dienstreise voller Besprechungen oder auch eine »schlappe« Phase – und am Ende der Woche ist Ihr Training auf der Strecke geblieben. Also wieder nichts mit den straffen Formen? Mitnichten: Gleichen Sie die verpassten Bewegungseinheiten einfach durch intensiveres Training am Wochenende aus. Denn das funktioniert tatsächlich, wie Wissenschaftler nachgewiesen haben.

WOCHENENDSPORT BESSER ALS SEIN RUF

Das zeigen neue Studien, bei denen Wochenendsportler genauso gute Resultate erzielten wie Sportler, die das Trainingspensum gleichmäßig über die Woche verteilten. Damit hat für termingeplagte Sitzmenschen die Ausrede »keine Zeit« ausgedient: Die freien Tage können sinnvoll für Sport genutzt werden.

› **Damit keine Missverständnisse aufkommen:** Unsere Standardempfehlung lautet nach wie vor, das Trainingspensum regelmäßig und möglichst harmonisch über die Woche zu verteilen, weil sich auf diese Weise die Trainingseffekte auf Dauer am besten planen und stabilisieren lassen.

Wenn das terminlich aber einmal nicht klappen sollte, besteht immer noch die Möglichkeit, am Wochenende oder auch an freien Wochentagen länger und intensiver zu trainieren, um am Ball zu bleiben. Dasselbe gilt auch, wenn Sie über einen längeren Zeitraum keine Chance haben, das Training in kleinen Portionen auf die Wochentage zu verteilen.

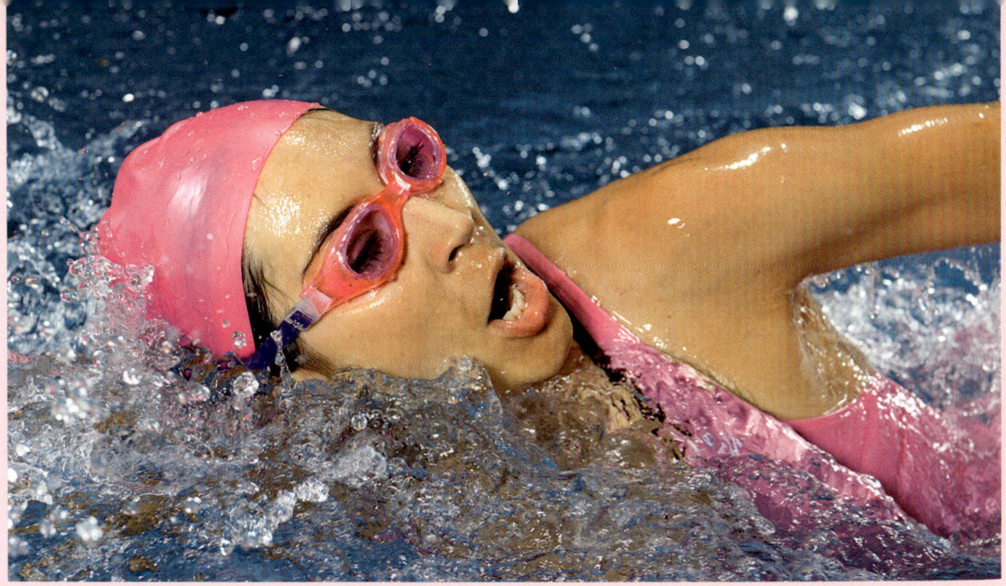

Plan B fürs Wochenende

So holen Sie Ihre Bewegung nach
Wenn Sie zum Beispiel plangemäß 3-mal wöchentlich 30 Minuten lang Ihre Ausdauer trainiert hätten, können Sie dies notfalls komplett aufs Wochenende verlegen, indem Sie z.B. am Samstag 60 Minuten lang weniger intensiv (mit etwa um 10 Schläge reduzierter Herzfrequenz) trainieren, und dann am Sonntag 30 Minuten eine intensivere Einheit (mit etwa um 10 Schläge höherer Herzfrequenz) nachschieben. Ihr Gesamtpensum sollte dabei mindestens so lang sein wie die verpassten Einheiten zusammen.

Die besten Wochenendsportarten
Besonders empfehlenswert für sporadische Erhöhungen des Tagespensums, wie sie bei Wochenendsportlern anfallen, sind Aktivitäten wie Biken, Inlineskaten oder Schwimmen. Hier geht die Steigerung des Trainingspensums nicht zu Lasten der Gelenke, wie dies beim Joggen der Fall sein kann.

Krafttraining intensivieren
Ähnlich wie beim Ausdauertraining, kann man auch beim Krafttraining mit einer Extraschicht am Wochenende versäumte Trainingseinheiten kompensieren. Es sollte dann allerdings deutlich anstrengender sein und kommt daher nur für gut Trainierte in Frage. Außerdem muss ein »Split« stattfinden: an einem Tag die obere, am anderen Tag die untere Körperhälfte intensiv trainieren.

TIPP 34

Mit Müsliriegeln rechtzeitig neue Energie tanken

SIE WOLLEN GLEICH NACH DEM BÜRO ZUM TRAINING, aber Sie fühlen Sich mehr nach Sofa und Glotze als nach Rennen und Stemmen? Dann legen Sie besser eine kleine Pause ein. Nehmen Sie sich dafür fünf Minuten. Setzen Sie sich in ein stilles Eckchen, und schließen Sie für eine Minute die Augen. Danach ein Glas Wasser in kleinen Schlucken trinken und dazu langsam einen Kraftriegel mit einem Mix aus Honig, Flocken und Nüssen essen.

UMSCHALTEN AUF ENTSPANNUNG

Was uns im Job und im Alltag auf Trab hält, sind Katecholamine wie Adrenalin, Dopamin und Noradrenalin. Diese Nervenbotenstoffe helfen uns, die Anforderungen unserer Umwelt zu bewältigen. Ein hoher Spiegel steht für konzentrierte Aufmerksamkeit und die Fähigkeit, trotz Hektik produktiv zu arbeiten. Dabei verbraucht der Körper erhebliche Mengen Energie, die er aus seinen Vorräten bereitstellt. Lässt am Ende des Arbeitstages die Spannung plötzlich nach, dann sinkt jener Spiegel, und man fühlt sich oft, als sei man von der inneren Energieversorgung abgeschnitten und falle in ein »Loch«. Dann gilt es, dem Körper die Gelegenheit zu geben, auf Entspannung umzuschalten. Um aus dem Tief zu kommen, hilft ein leichter Snack, der den Magen nicht belastet, aber gehaltvoll genug ist, den Spaß an Aktivität und Bewegung wieder zu wecken.

› **Wichtig:** Innehalten und den Snack in Ruhe genießen, nicht noch schnell eine Arbeit beenden und nebenher essen.

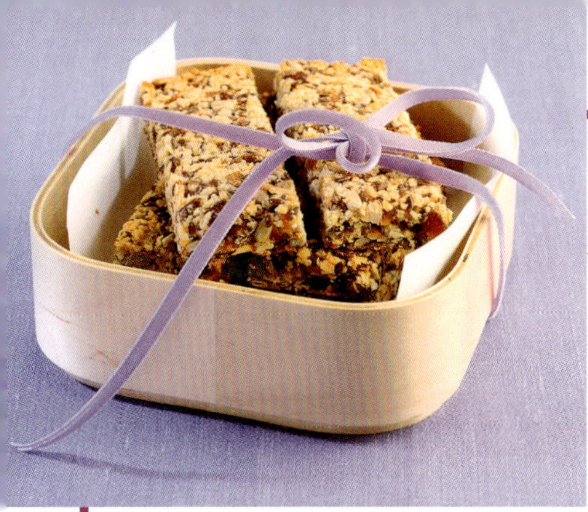

Für gute Laune und langes Durchhalten: selbstgemachte Riegel zum Mitnehmen

Mandel-Müsliriegel

1 Riegel enthält: 4 g E | 6 g F
21 g KH | 3 g Bst | 160 kcal | 671 kJ

Zutaten 10 Stück

50 g Mandeln (ungeschält)
75 g getrocknete Aprikosen
40 g Sonnenblumenkerne
30 g Leinsamen (geschrotet)
100 g Hirseflocken
125 g flüssiger Honig
1 Päckchen Vanillezucker
1 Eiweiß

1 Mandeln grob hacken, Aprikosen fein würfeln und in eine Schüssel geben. Sonnenblumenkerne, Leinsamen und Hirseflocken zufügen und alles gut mischen.
2 Honig, Vanillezucker und Eiweiß zugeben und noch einmal gut mischen.
3 Die Mischung auf ein mit Backpapier belegtes Blech geben. Ein zweites Backpapier darauf legen und die Masse etwa 1 cm dick ausstreichen.
4 Backpapier abnehmen, das Blech in den auf 150 Grad vorgeheizten Backofen geben und etwa 30 Minuten backen. Herausnehmen und sofort in 10 Riegel schneiden.
5 Die Riegel auf einem Gitter erkalten lassen. Lagenweise mit Backpapier in eine Dose packen. Haltbarkeit etwa 10 Tage.

TIPP 35

Besser regelmäßig messen als wiegen

SIE HABEN KONSEQUENT TRAINIERT, aber Ihre Waage zeigt kein deutlich geringeres Gewicht? Wenn Sie Ihren Trainingsfortschritt kontrollieren wollen, ist ein einfaches Maßband aussagekräftiger als eine Personenwaage: Es erkennt den Fettabbau, auch wenn die Muskulatur im Zuge des Trainings straffer und schwerer geworden ist.

UMFANGSMESSUNGEN ZEIGEN IHREN TRAININGSEFFEKT

Wenn Sie intensiv trainieren, werden Sie Muskelsubstanz aufbauen. Das zeigt sich auch auf der Waage, denn Muskulatur ist deutlich schwerer als Fett. Haben Sie beispielsweise vier Kilos an Fett verloren und zwei Kilo Muskelsubstanz aufgebaut, zeigen sich auf der Waage bescheidene zwei Kilo Differenz. Denn die Waage erkennt nur die Masse, die gerade auf ihr lastet, nicht aber, wie hoch der Anteil an Körperfett und Muskulatur jeweils ist. Viel klarer werden Sie Ihren Erfolg mithilfe eines ganz normalen Maßbands erkennen, denn Ihr Gewebe ist ja schlanker und straffer geworden.

› **Vorsicht:** Eine Sonderstellung nimmt die Messung des Bauchumfangs ein. Hier kommt neben dem ästhetischen Blickwinkel ein wesentlicher Gesundheitsaspekt hinzu: Der Bauchumfang gilt als wichtigster Früh-Indikator für ein drohendes Diabetesrisiko. Werden beim Bauchumfang bestimmte Grenzwerte überschritten, ist davon auszugehen, dass der Anteil des im inneren Bauchraum gespeicherten Fettes zu hoch ist und es auf Dauer zu Stoffwechselstörungen kommen wird. Regelmäßige Bewegung, insbesondere ein intensives Krafttraining, lässt gerade am Bauch das Fett schmelzen.

So messen Sie richtig

A Bizepsmessung:
Heben Sie den Arm gestreckt nach vorn auf Schulterhöhe. Gemessen wird in der Mitte zwischen Schulter- und Ellbogengelenk.

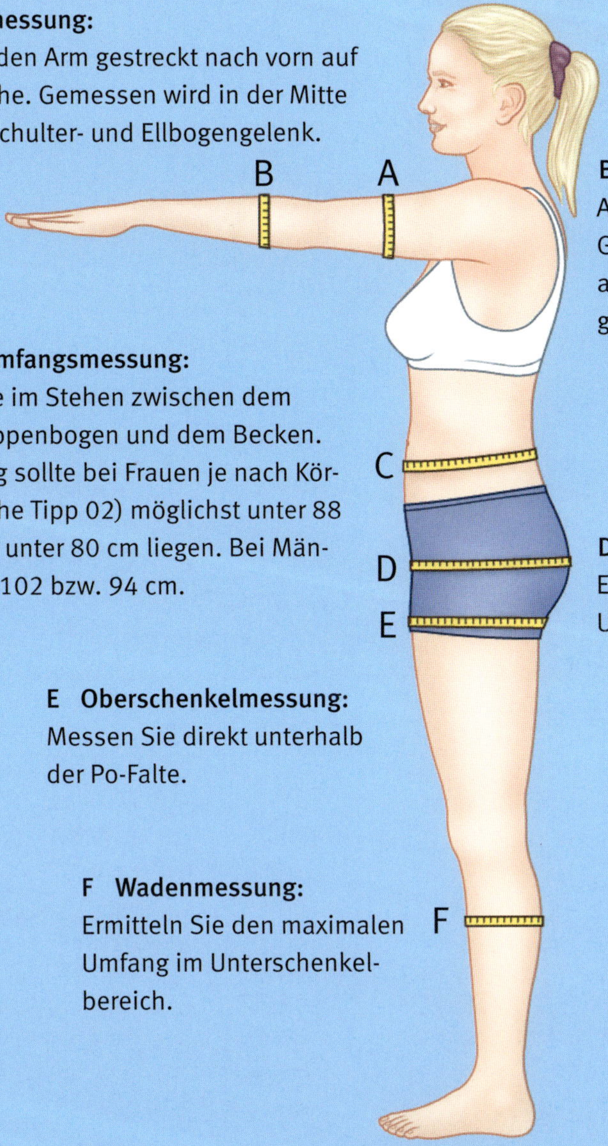

B Unterarmmessung:
Ausgangsposition wie A. Gewertet wird die Stelle am Unterarm mit dem größten Umfang.

C Bauchumfangsmessung:
Messen Sie im Stehen zwischen dem unteren Rippenbogen und dem Becken. Der Umfang sollte bei Frauen je nach Körpertyp (siehe Tipp 02) möglichst unter 88 cm, besser unter 80 cm liegen. Bei Männern unter 102 bzw. 94 cm.

D Hüftumfangsmessung:
Ermitteln Sie den größten Umfang im Po-Bereich.

E Oberschenkelmessung:
Messen Sie direkt unterhalb der Po-Falte.

F Wadenmessung:
Ermitteln Sie den maximalen Umfang im Unterschenkelbereich.

TIPP 36

Den Rücken gezielt trainieren – Überlastungen vermeiden

VERBINDEN SIE DOCH DAS NÜTZLICHE MIT DEM ATTRAKTIVEN!
Mit regelmäßigen Rückenübungen schlagen Sie gleich vier Fliegen mit einer Klappe: Sie formen nicht nur Ihre Körpersilhouette, sondern verbessern auch Ihre Körperhaltung und schützen gleichzeitig Ihren Rücken vor Überlastungen und Schmerzen sowie Ihre Wirbelsäule vor frühem Verschleiß. Schon mit wenigen, gezielten Übungen entscheiden Sie darüber, ob Ihr Rücken rebelliert oder ob Sie beschwerdefrei durch den Alltag kommen.

RÜCKENSCHMERZEN – HÄUFIG EINE FOLGE ÜBERFORDERTER MUSKELN

An einem normalen Arbeitstag im Büro werden die Rückenmuskeln ungünstig, d.h. einseitig und monoton belastet. Als Zeichen ihrer Überlastung reagieren sie mit Verspannungen und Schmerzen.

› **Das Gegenmittel:** Wenn Sie diese Muskelpartien gezielt trainieren, erhöhen Sie Ihren »Muskel-Kredit«, der dafür sorgt, dass Sie nicht oder zumindest erst später an Ihre Belastungsgrenze stoßen. Wir haben für Sie drei besonders effektive Übungen für die unterschiedlichen Rückenabschnitte zusammengestellt.

› **Ganz wichtig bei allen Rückenübungen:** Führen Sie die Übungen besonders konzentriert und mit sauberer Technik durch, damit die sensiblen Bandscheiben so wenig wie möglich belastet werden.

Die 3 besten Übungen für den Rücken

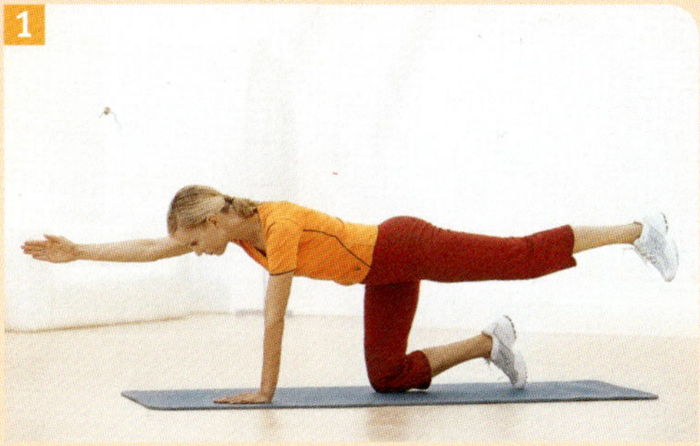

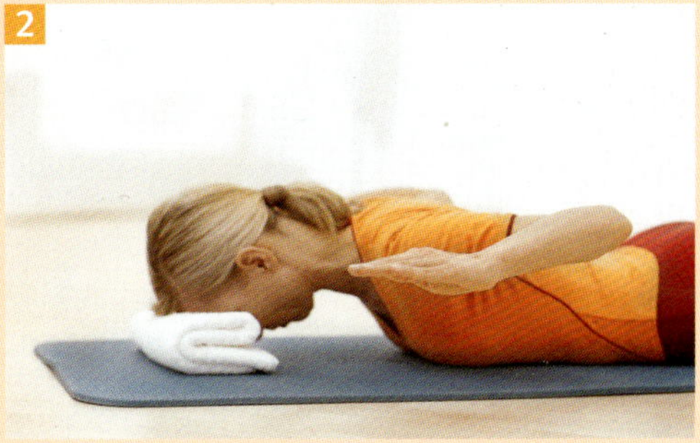

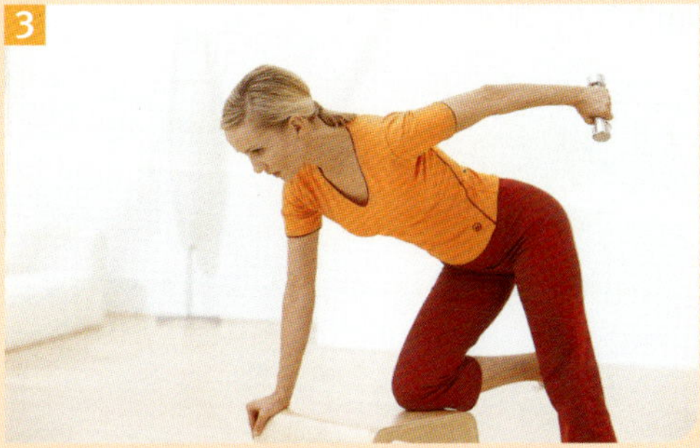

1 Übung für den Rückenstrecker mit Schwerpunkt Lendenwirbelsäule
Stützen Sie sich gleichmäßig auf allen Vieren ab. Halten Sie den Rücken gerade und spannen Sie die Bauchmuskeln an. Heben Sie dann einen Arm und das gegenüberliegende Bein gestreckt in einer geraden Linie zum Rücken an. Halten Sie diese Position etwa 3–4 Sekunden und wechseln Sie dann die Seite. Wiederholen Sie die Übung 5–10-mal auf jeder Seite.

2 Übung für die Muskeln im oberen Rücken und zwischen den Schulterblättern
Legen Sie sich auf den Bauch mit gestreckten Beinen. Ziehen Sie die Fußspitzen an und spannen Sie bewusst die Gesäßmuskeln an. Stützen Sie die Stirn mit einem zusammengerollten Handtuch. Heben Sie die angewinkelten Arme etwas über Schulterhöhe an. Halten Sie diese Position etwa 3–4 Sekunden und wiederholen Sie die Übung 10–15-mal.

3 Schulter-Nacken-Muskulatur
Nehmen Sie sich eine Kurzhantel oder ersatzweise eine Wasserflasche. Stützen Sie sich mit dem rechten Knie und der rechten Hand auf einem Hocker ab. Heben Sie den angewinkelten linken Arm so an, dass der Oberarm etwas über den Rücken ragt, der Unterarm nach unten zeigt. Strecken Sie dann den Unterarm in Verlängerung des Oberarms. Neben der Schulter-Nacken-Muskulatur wird besonders auch der Trizeps (Oberarmrückseite) gekräftigt. Wiederholen Sie die Übung 10–15-mal auf jeder Seite.

TIPP 37

Auch im Restaurant die Kalorien im Griff halten

MASSHALTEN IST GAR NICHT SO SCHWIERIG. Kennen Sie das? Sie sitzen gemütlich im Restaurant und freuen sich auf ein leckeres Essen: Kaum hat man den ersten Blick in die Speisekarte geworfen, gerät die Willenskraft in eine tiefe Krise. Eigentlich möchte man alles auf einmal bestellen, weil die Gerichte mit schönen Namen, raffinierten Zutaten und köstlichen Zubereitungsarten locken. Leider weiß man nie, was der Koch an Fett, Zucker und Kalorien im Essen versteckt hat. Bestellen Sie trotzdem frohen Mutes: Mit kleinen Tricks können Sie die Kalorienflut bannen.

ZUGEGEBEN: FETTER SCHMECKT BESSER

Die Betreiber von Gaststätten, Imbisslokalen und Restaurants kümmern sich nicht um unsere Taille. Ihr Ziel sind satte, zufriedene Kunden, die immer wieder kommen, weil es ihnen gut geschmeckt hat. Und was lieben die meisten von uns? Cremig Fettes, knusprig Frittiertes und schmelzend Süßes! Kalorienarme Gesundkost wie knapp gegarte Gemüse und frisches Obst ist deshalb nur selten im Angebot der Wirtshäuser.

Ein weiteres Minenfeld der Versuchung: Die Größe der Portionen. Schon die Teller gleichen heutzutage oft einer Servierplatte, und das, was darauf angerichtet ist, würde zu Hause für die ganze Familie reichen. Kein Wunder, dass selbst die Diszipliniertesten von uns im Restaurant pro Mahlzeit erheblich mehr Kalorien konsumieren als daheim. Schließlich neigen wir alle dazu, den Teller leer zu essen, wenn es uns schmeckt.

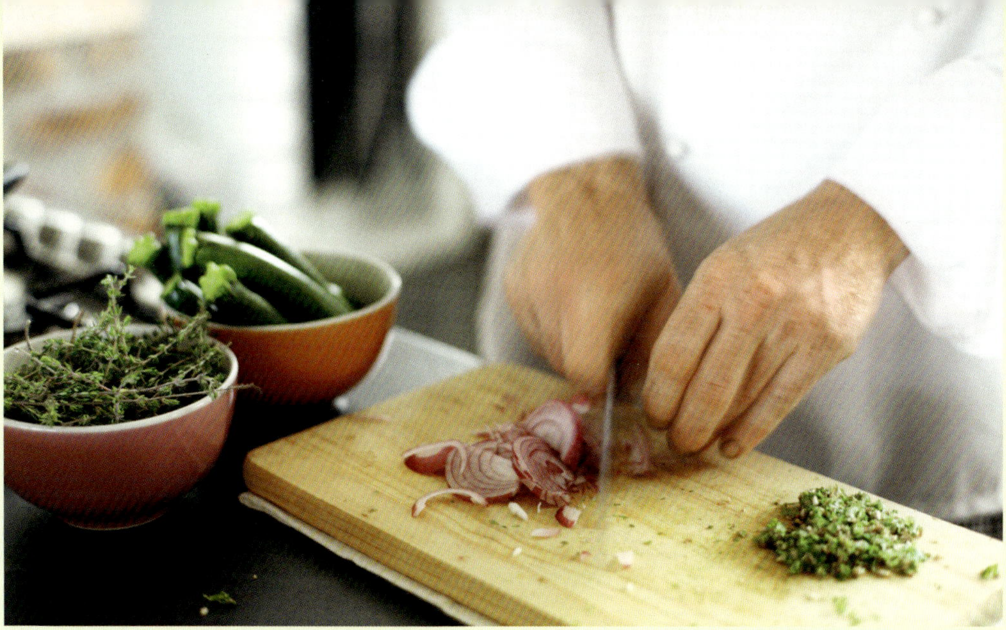

Mit fünf Tricks ohne Reue ins Restaurant

1 Suchen Sie nach Restaurants, die noch alles frisch kochen und nicht nur tiefgekühlte Fertiggerichte aufwärmen. Denn nur dort können Sie Sonderwünsche anmelden und beispielsweise um eine besonders fettarme Zubereitung bitten.

2 Trinken Sie, während Sie auf Ihr Essen warten, Wasser gegen den ersten Durst und anstelle eines Aperitifs. Danach am besten weiter Wasser trinken oder Wasser zusätzlich zu einem anderen Getränk.

3 Sie haben Appetit auf ein richtig gehaltvolles Gericht? Dann bitten Sie von vornherein darum, dass man Ihnen in der Küche die Hälfte der Portion als »Doggie bag« einpackt. Trauen Sie sich! Der Wirt wird sich kaum beschweren, denn Sie zahlen ja den vollen Preis.

4 Sie essen gern einen Salat als Vorspeise. Genau richtig! Aber auch hier lauern Fallstricke. Oft bestehen die Dressings zu 90 Prozent aus Fett. Lassen Sie sich die Soße separat servieren, dann behalten Sie die Mengen unter Kontrolle. Und verzichten Sie lieber auf Croutons, Käse und andere fette Beigaben.

5 Teilen Sie sich Vorspeisen und Desserts mit Ihren Begleitern, und bestellen Sie in Asia-Restaurants für fünf Personen höchstens vier Hauptgerichte.

TIPP 38

Mit Krafttraining das Bauchfett schmelzen

NICHT NUR DIE GUTE FIGUR, AUCH DIE GESUNDHEIT leidet unter einem dicken Bauch. Während gegen ein kleines Bäuchlein nichts einzuwenden ist, es sogar sexy wirkt, sollte eine dicke Kugel Sie hellhörig machen. Denn die beeinträchtigt nicht nur Ihr Aussehen, sondern kann Sie krank machen. Deswegen muss das Bauchfett weg. Am besten erreichen Sie das mit intensivem Krafttraining.

BAUCHFETT **ALS GESUNDHEITSRISIKO**

Wenn sich zu viel Fett im Bauchraum ansammelt, steigt das Risiko, an Stoffwechselkrankheiten wie Diabetes oder an Gefäßerkrankungen wie Arteriosklerose zu erkranken.

Gefährlich ist dabei weniger das im Unterhautbereich gelagerte Fett, sondern vielmehr das nicht sicht- oder tastbare Fett im inneren Bauchraum rund um die Organe. Dieses Fettgewebe, auch Abdominal- oder Viszeralfett genannt, ist sehr stoffwechselaktiv: Es setzt ständig Fettsäuren ins Blut frei, die den Fettstoffwechsel negativ beeinflussen.

Diese rege Stoffwechselaktivität hat jedoch auch den Vorteil, dass man das Bauchfett vergleichsweise schnell abbauen kann, weil der Bauch ja gerne davon abgibt. Aktuelle Studien belegen, dass Sie dieses gefährliche Fett vor allem durch Krafttraining loswerden können, und zwar nicht durch eine leichte Belastung aller Muskeln, sondern durch intensives Training.

› **Fazit:** Wenn keine gesundheitlichen Belastungseinschränkungen bestehen, rentiert es sich, hier ordentlich Gas zu geben.

So kriegen Sie Ihr Fett am Bauch weg

Sprechen Sie möglichst große Muskelgruppen an, damit sich durch deren Aufbau der Grundumsatz und damit der Kalorienverbrauch steigert. Das gelingt am besten mit folgenden Übungen und Geräten:

› Im Studio sind alle Geräte gut, bei denen sich die Bewegungen über mehrere Gelenke und damit mehrere Muskelgruppen erstrecken (z. B. Ruder- oder Lastzüge, Beinstemmen).

› Optimale Übungen für Zuhause finden Sie in unserem Zirkeltraining (Tipp 10).

Parallel dazu sollten Sie speziell auch die Bauchmuskeln trainieren. Sie können damit zwar nicht direkt den Fettabbau im Bauchbereich beeinflussen, Sie straffen jedoch Ihre Bauchdecke. Dies sorgt beim Abnehmen für das gute, schlanke Aussehen von Bauch und Taille.

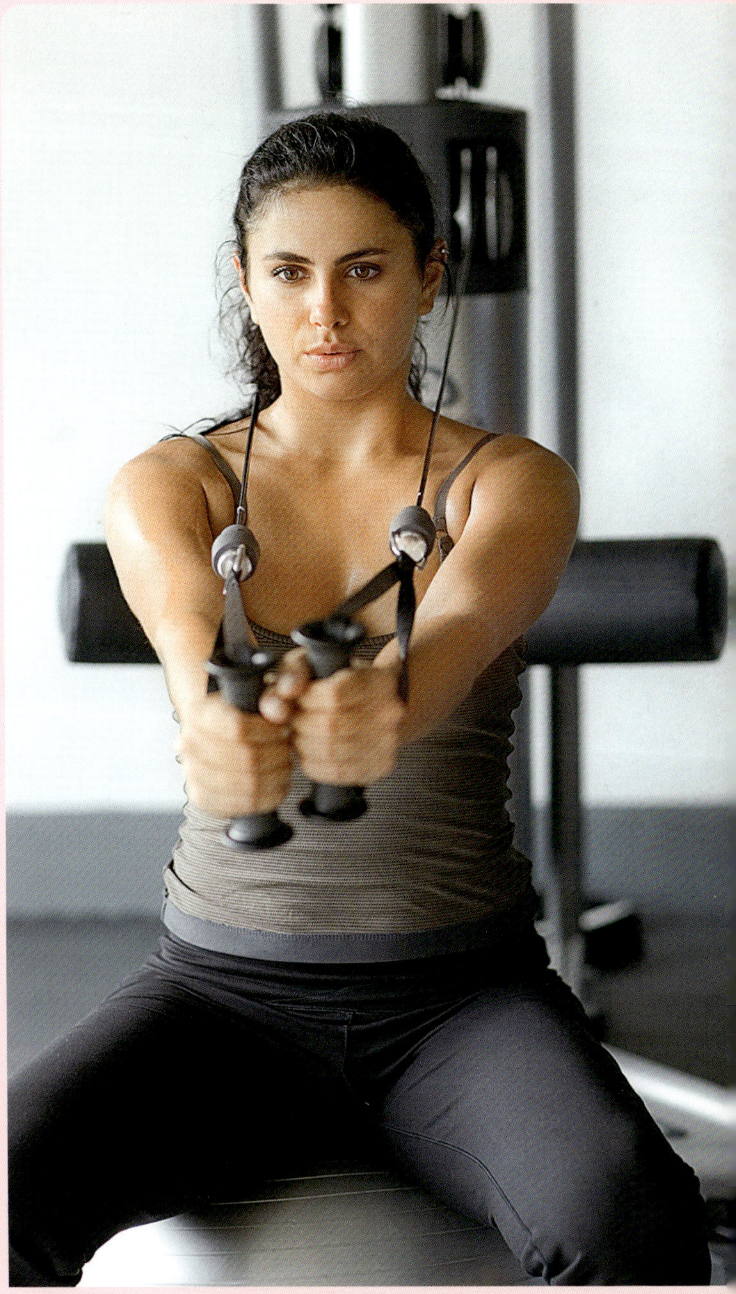

TIPP 39

Mit einfachen Geräten viel zusätzlich bewirken

LABIL MACHT STABIL. Ihre Muskeln wollen gefordert werden, und zwar nicht nur durch einen hohen Widerstand, sondern auch in Sachen Koordination. Je stärker die Muskeln eine Körperhaltung oder eine Bewegung ausbalancieren und stabilisieren müssen, desto höher ihre Aktivität und entsprechend höher auch der Trainingseffekt. Nutzen Sie diese Chance, und fordern Sie Ihre Muskeln auf einem labilen Untergrund wie einem wackeligen Gymnastikball oder einer kippeligen Standfläche wie einem Wackelbrett heraus.

KLEINE TRAININGSGERÄTE MIT GROSSER WIRKUNG

Unsere Muskeln machen sich das Leben leicht, wenn man es denn zulässt. Bei Übungen wie einer geführten Bewegung an einer Kraftmaschine kommen sie mit deutlich weniger Muskelfasern aus als bei einer Übung mit Freihantel, deren Bewegungsablauf ausbalanciert werden muss. Ähnliches gilt auch für Gymnastikübungen, wenn sie statt auf stabilem Boden auf labilem Untergrund ausgeführt werden. Sensorische Untersuchungen, sogenannte elektromyografische Messungen, an der Muskeloberfläche beweisen, dass die Muskelaktivität steigt, je wackeliger die äußeren Bedingungen werden. Das können Sie leicht für Ihre Figur nutzen: Besonders gut geeignet für das Training des **Oberkörpers** ist ein **großer Gymnastikball,** den man als Unterlage für den Rumpf verwendet. Geht es um das Training der **Beine,** sorgt ein **Wackelbrett** für kippelige Verhältnisse und einen entsprechend höheren Trainingsreiz für die Muskelpartien der unteren Körperhälfte.

Noch mehr Muskeln aktivieren

1 Übung auf Wackelbrett

Führen Sie Übungen im Stehen auf einem Wackelbrett aus. Die Koordination wird besonders stark bei einbeinigen Gleichgewichtsübungen gefordert. Balancieren Sie hierzu das Gleichgewicht auf einem Bein so aus, dass sich Fuß-, Knie und Hüftgelenke im Lot befinden und der Rücken dabei gerade und aufrecht gehalten wird. Gut geeignet sind auch kombinierte Übungen, bei denen Sie den Oberkörper einsetzen: Führen Sie zum Beispiel Zugübungen mit einem Flexband (Thera-Band) durch, bei denen Sie außerdem das Gleichgewicht auf dem Wackelbrett kontrollieren müssen.

2 Übung auf großem Gymnastikball

Legen Sie sich mit dem Bauch über den großen Ball; stützen Sie dabei den Körper mit dem Vorfuß etwa hüftbreit auf dem Boden ab. Spannen Sie zunächst die Bauch- und Gesäßmuskeln an, heben Sie dann den Oberkörper, bis er mit den Beinen eine Linie bildet. Ziehen Sie gleichzeitig mit den Fingerspitzen in Richtung Füße; drehen Sie dabei die Handflächen zum Boden. Halten Sie diese Position 3–4 Sekunden und wiederholen Sie die Übung 5–8-mal.

1
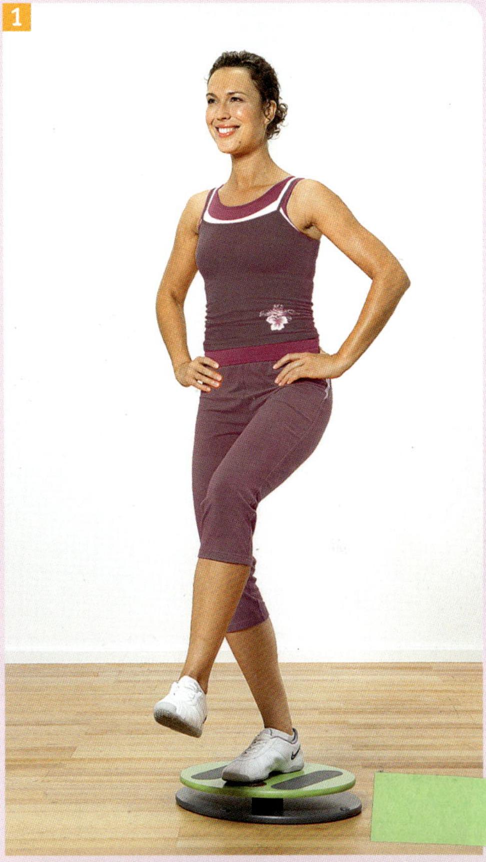

2
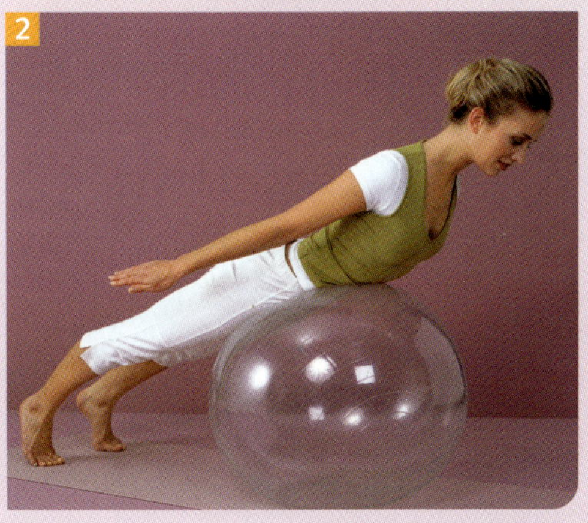

TIPP 40

Gesund und lecker satt werden am Abend: Das Protein-Dinner

WENN DIE HEKTIK DES TAGES NACHLÄSST, kennen Sie beim Essen kein Halten mehr? Dann sprengt der Griff in die Bonbon- oder Chipstüte selbst ein großzügig kalkuliertes Kalorienkonto, und Sie ärgern sich am nächsten Morgen über sich selbst? Versuchen Sie hin und wieder, Ihre Gelüste mit einem guten, proteinbetonten Abendessen zu überlisten. Also: Den Teller üppig mit Gemüse füllen und sich an einer Portion magerem Geflügel oder Fisch satt und zufrieden essen.

WENIGER SCHNELLE KOHLENHYDRATE, WENIGER INSULIN

Wenn man die Veranlagung zu einem empfindlichen Zuckerstoffwechsel geerbt hat, kommt man mit den Luxuskalorien von Zucker und Fett besonders schlecht zurecht. Der Körper reagiert dann mit einem sehr schnell hochschießenden Insulinspiegel auf diese schnellen Kohlenhydrate. Diese sogenannten »Insulinspitzen« sind es, die hungrig machen und am Ende auch dick.

Insulin ist ein Hormon mit vielen Aufgaben. Eine davon: Wenn sich zuviel Zucker anhäuft, »schöpft« es ihn aus dem Blut ab. Dann öffnet es wie ein Schlüssel die Tür zur Fettzelle und schaufelt die Energie als Vorrat für Hungerzeiten dort hinein. Je weniger man also von diesem Botenstoff abruft, desto kleiner die Fettdepots.

› **Fazit:** Um den Heißhunger über Nacht auszubremsen, nach Möglichkeit zwei- oder dreimal die Woche am Abend auf Kohlenhydrate komplett verzichten. Das beruhigt Ihren Zuckerstoffwechsel.

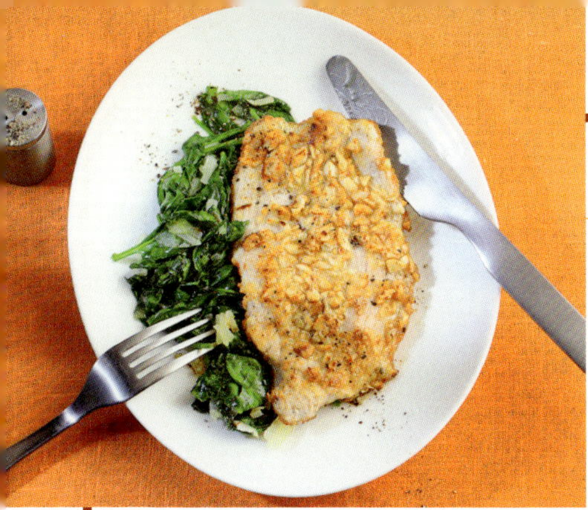

Schnell gemacht und super lecker!

Putenschnitzel in der Erdnusskruste

1 Portion enthält: 49 g E | 18 g F
3 g KH | 8,5 g Bst | 386 kcal | 1614 kJ

Zutaten für 2 Portionen

1 Zwiebel
1 Knoblauchzehe
1½ EL Rapsöl
300 g tiefgekühlter Spinat
2 Putenschnitzel (je 250 g)
Salz, Pfeffer
1 kleines Ei
2 EL Erdnüsse
1 EL Sojamehl

1 Zwiebel und Knoblauchzehe schälen und würfeln. In einem Topf ½ EL Öl erhitzen, Zwiebel- und Knoblauchwürfel darin glasig dünsten, den Spinat zugeben. Im geschlossenen Topf bei milder Hitze 6 bis 8 Minuten garen.

2 Die Putenschnitzel salzen und pfeffern. Das Ei mit 1 EL Wasser in einem tiefen Teller verquirlen. Erdnüsse hacken und mit dem Sojamehl mischen. Auf einen zweiten Teller geben. Die Putenschnitzel erst im Ei, dann in der Nussmischung wenden.

3 Das restliche Öl in einer beschichteten Pfanne erhitzen und die Putenschnitzel bei mittlerer Hitze von beiden Seiten je 3–4 Minuten goldbraun braten.

4 Den Spinat mit Salz und Pfeffer abschmecken und gemeinsam mit den Putenschnitzeln anrichten.

TIPP 41

Inlineskating – auf Rollen eine gute Figur machen

MEHR ALS NUR TRENDY. Wer schöne Beine und einen knackigen Po möchte, liegt mit Inlineskating genau richtig. Denn Inlinern macht nicht nur Spaß, Sie kommen dabei raus an die frische Luft und können sich leicht mit Freunden zum gemeinsamen »Bladen« verabreden, sondern es bietet tatsächlich noch einiges mehr: Fahren Sie sportlich, indem Sie den Abdruck zur Seite deutlich betonen – dann wird aus dem lockeren »Durch-die-Gegend-Rollen« ein echter Fitness-Sport, der Ihrer Figur und Ihrer Gesundheit gut tut.

SPIELEND LEICHTES BODYSHAPING DURCH INLINESKATING

Die beliebte Freizeitsportart widmet sich besonders konzentriert den typischen Problemzonen an den Oberschenkeln, den Hüften und dem Po. Mit jedem Abdruck (»Push«) werden die entsprechenden Muskeln aktiviert. Auf Dauer führt das zur Straffung und Formung dieser Partien.

Beim sportlichen Skaten kommt auch ein hoher Kalorienverbrauch zustande, der ebenfalls Ihrer Figur zugute kommt.

Die Muskelaktivität im Oberschenkel- und Gesäßbereich nimmt beim Inlinern – wie sportwissenschaftliche Messungen zeigen – stark zu: Das können Sie übrigens auch deutlich fühlen und tasten. Sie erreichen beim Skaten ein ideales Kraft-Ausdauer-Training an typischen Problemzonen. Mit der erhöhten Muskelaktivität gewinnen Sie nicht nur an Fahrgeschwindigkeit, sondern der Puls klettert nach oben, und auch der Kalorienverbrauch nimmt wesentlich zu.

Das brauchen Sie zum sportlichen Skaten

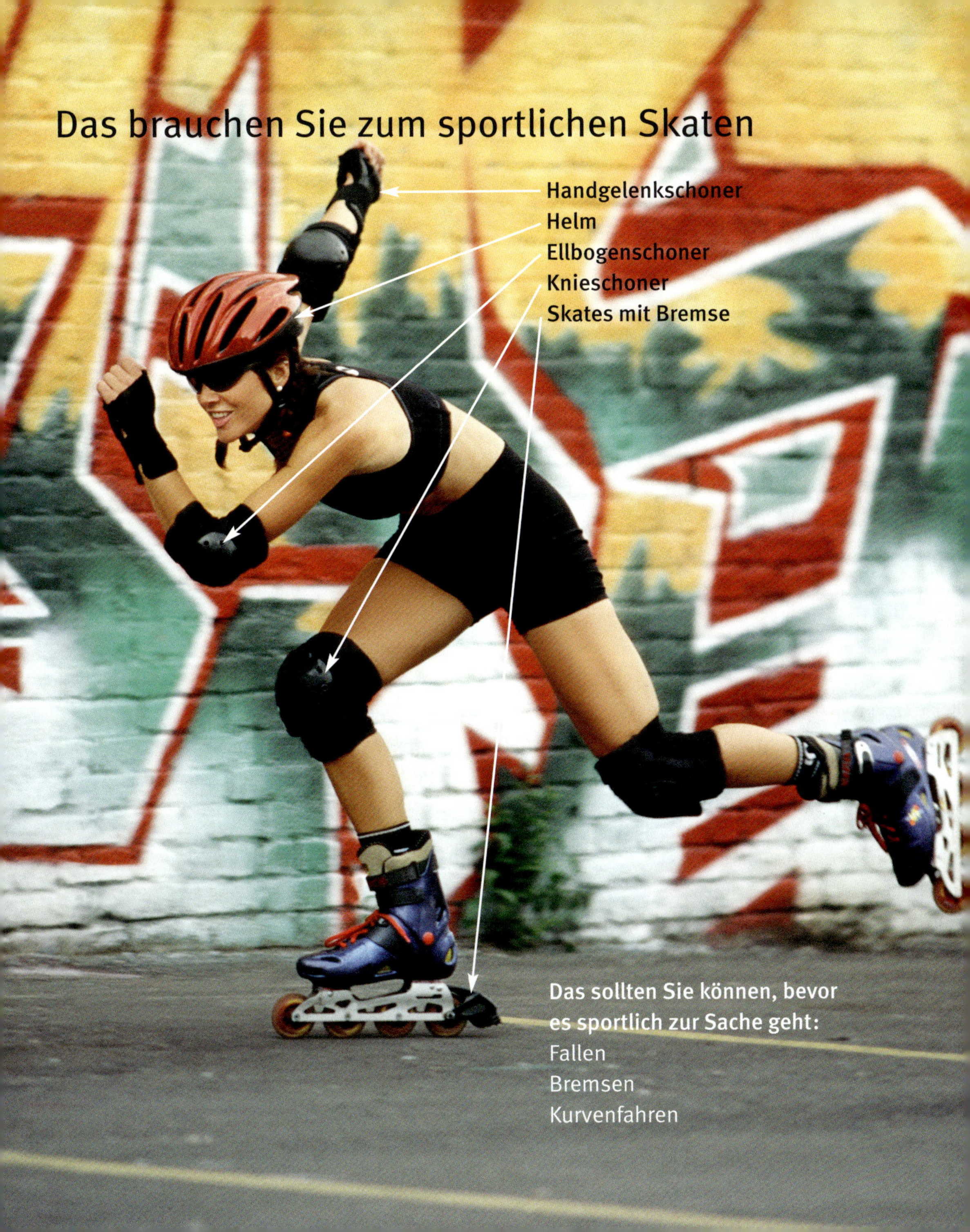

Das sollten Sie können, bevor es sportlich zur Sache geht:

- Fallen
- Bremsen
- Kurvenfahren

TIPP 42

Heimliche Dickmacher erkennen und ersetzen

KALORIEN IM VERSTECK: Bei Mousse au Chocolat, Sahnetorte, Schweinshaxe und Currywurst weiß jeder: »Hier kommt die ganz große Kalorienschwemme« – und kann sich dagegen entscheiden. Andere Lieblingsgerichte wirken dagegen harmlos. Aber wer fit bleiben möchte, schaut besser ganz genau hin. Hier erfahren Sie, wo Kalorienbomben lauern und welche leichten, leckeren Alternativen es gibt.

BEIM BÄCKER: BERGE VON FETT UND ZUCKER

Ein Schoko-Croissant zum Frühstück, ein belegtes Mini-Baguette als Mittagsmahlzeit, zum Kaffee eine Streuselschnecke und abends für den Heimweg noch schnell eine Laugenstange mit Käse und Schinken. Das geht schnell und schmeckt prima. Aber wie viel Kalorien nehmen wir damit eigentlich auf? Es sind summa summarum: 2720 Kalorien. Ein Schock, nicht wahr?

Im Supermarkt findet man auf jeder Packung eine Nährwertangabe. Und beim Bäcker? Fehlanzeige! Dabei würde mancher entsetzt verzichten, wenn er wüsste, was er sich mit einem harmlos aussehenden Kuchenstück an Fett und Zucker einhandelt. Auch die Portionsgrößen sind komplett aus dem Ruder gelaufen. Bäckerein verkaufen inzwischen Kuchenstücke mit bis zu 250 Gramm Gewicht. Deren Kaloriengehalt entspricht einer üppigen Mittagsmahlzeit für Schwerarbeiter!

› **Fazit:** Wenn Ihnen der Duft von frischem Gebäck aus der Bäckerei entgegenströmt, bleiben Sie stark, und gehen Sie vorbei. Die Versuchung hat sich in einer Minute erledigt.

Fette Brocken

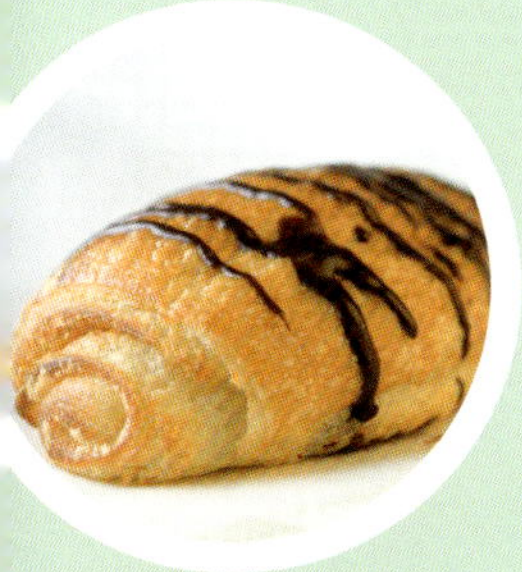

Schoko-Croissant, 100 g
515 Kalorien/33 g Fett

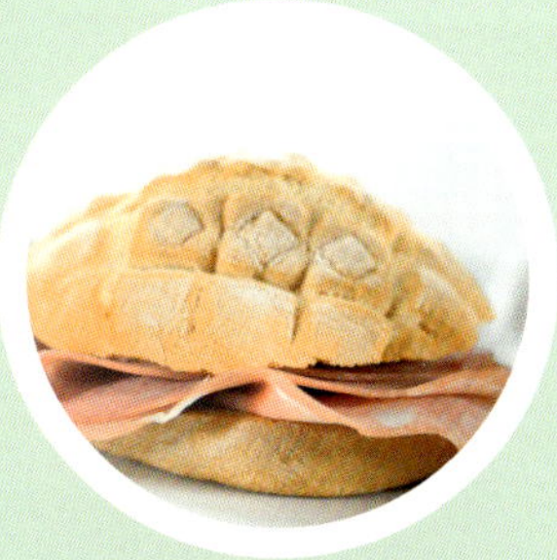

Mit Käse und Mortadella belegtes Mini-Baguette, 260 g
740 Kalorien/50 g Fett

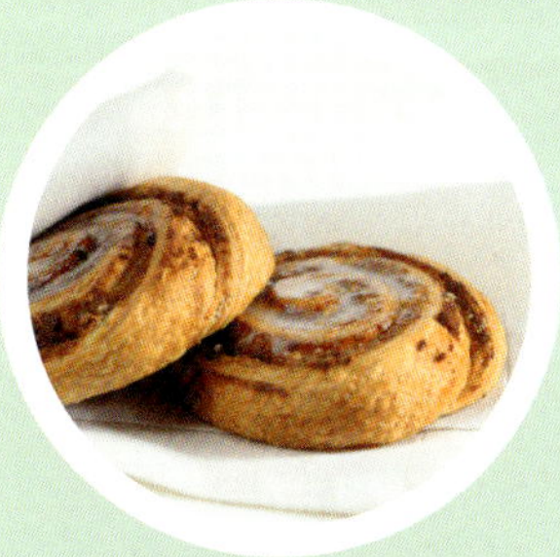

Streuselschnecke, 240 g
945 Kalorien/50 g Fett

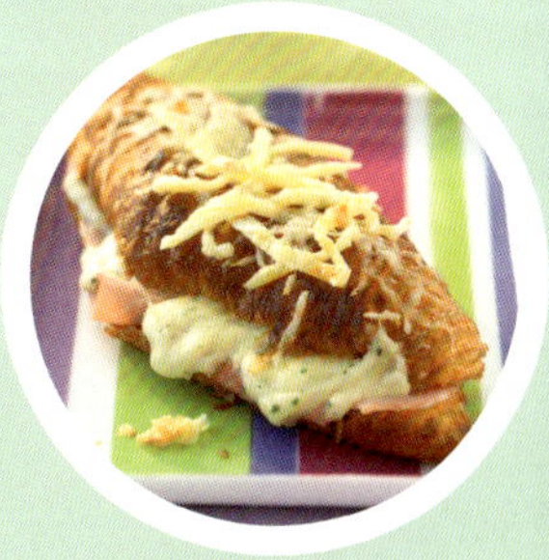

Laugenstange mit Käse und Schinken überbacken, 150 g
520 Kalorien/25 g Fett

Die Leichten

Rosinenbrötchen, 55 g
150 Kalorien/1 g Fett

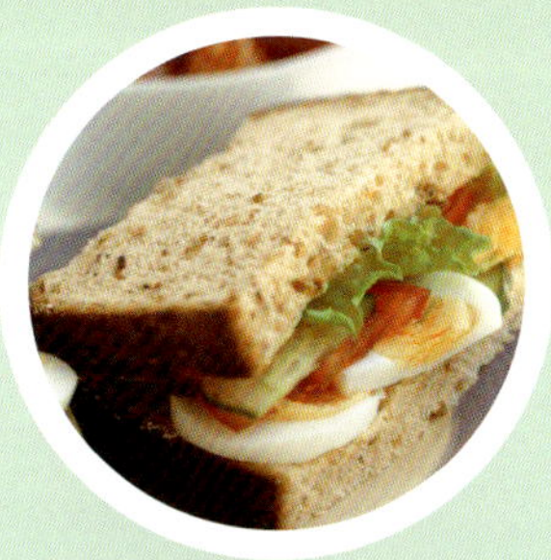

Vollkornbrot mit Ei und Tomaten, 200 g
275 Kalorien/15g Fett

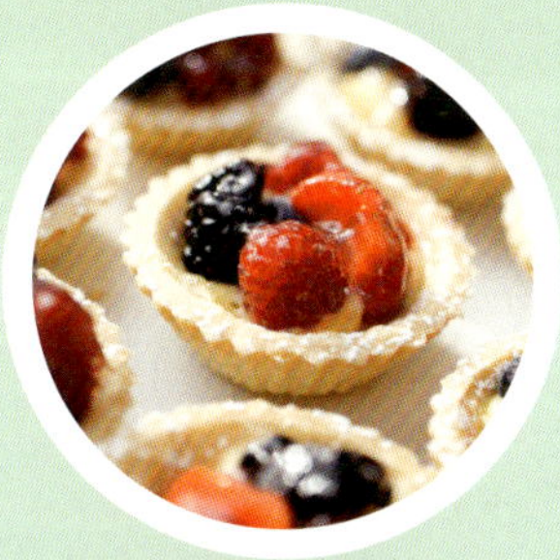

Biskuit-Törtchen mit Obstbelag, 100 g
160 Kalorien/2 g Fett

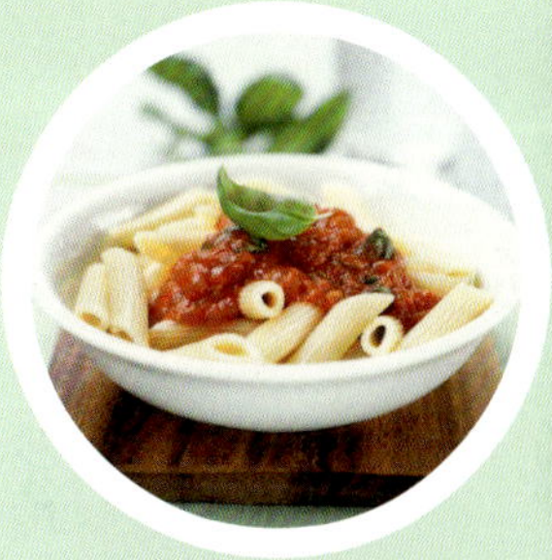

Kleiner Teller Spaghetti mit Tomatensoße, 250 g
300 Kalorien/5 g Fett

So viel Kalorien gespart

365 Kalorien/ 32 g Fett	**465 Kalorien/ 35 g Fett**	**785 Kalorien/ 48 g Fett**	**220 Kalorien/ 20 g Fett**

TIPP 43

Straffen und aufrichten mit den besten Push-ups

SCHÖNE FIGUR DURCH AUFRECHTE HALTUNG. Sie stehen vorm Spiegel und sind unzufrieden mit der Gestalt, die Sie dort sehen? Dann versuchen Sie doch einmal Folgendes: Nehmen Sie die Schultern zurück, heben Sie den Kopf, und kippen Sie Ihr Becken etwas nach vorn. Sie werden feststellen, dass Sie mit mehr Aufrichtung ganz anders wirken, weil Sie Ihre Muskeln an Schultern und Becken aktiviert haben. Trainieren Sie diese Muskelgruppen gezielt, dann verbessert und strafft sich Ihre Haltung auch im Alltagsleben.

BECKEN UND BRUSTKORB AUFRICHTEN

Unsere Haltung wird maßgeblich durch bestimmte Muskelgruppen beeinflusst, die Sie durch gezieltes Training stärken können: Die Schaltstellen zur Aufrichtung sind das Becken und der Brustkorb mit ihren Muskeln. Dabei handelt es sich einerseits um die Gesäßmuskeln als wichtigste Hüftstrecker. Gemeinsam mit gut trainierten Bauchmuskeln sorgen sie für eine Beckenaufrichtung, die gut für die Schwingung der Wirbelsäule und damit die gesamte Körperhaltung ist.

Eine Aufrichtung des Brustkorbs erreichen Sie vor allem, indem Sie die zwischen den Schulterblättern gelegenen Muskeln trainieren, die die Schultern nach hinten ziehen und den Brustkorb anheben. Durch das gezielte Training der Gesäß-, Bauch- und Schulterblattmuskeln verbessert sich die Körperhaltung, die Figur erscheint deutlich attraktiver. Genau diese Muskeln sind es, die beim Sitzen chronisch unterfordert sind, was sie auf Dauer erschlaffen lässt.

Die 3 besten Push-ups

1 Für die Schulterblattmuskeln

Stellen Sie in Rückenlage die Beine gebeugt an, und winkeln Sie die Unterarme nach oben an. Bauen Sie durch Druck der Oberarme in den Boden Spannung im oberen Rücken auf. Drücken Sie dann den Oberkörper vom Boden ab. Halten Sie diese Position 2–3 Sekunden und wiederholen Sie die Übung 10–15-mal.

2 Für die Bauchmuskeln

Stützen Sie sich in Rückenlage mit den Handflächen am Boden ab. Heben Sie die Beine an; Kopf und Schultern bleiben auf dem Boden. Heben Sie mit den Bauchmuskeln das Becken so an, dass das Steißbein den Bodenkontakt verliert. Die Füße nicht über Kopfhöhe nach hinten führen! Halten Sie diese Position 2–3 Sekunden und wiederholen Sie die Übung 10–15-mal.

3 Für die Oberschenkelrückseiten- und Gesäßmuskeln

Stützen Sie sich in Rückenlage mit den Fersen auf einem Hocker ab. Die Beine sind angewinkelt, die Fußspitzen leicht angezogen. Heben Sie dann das Becken an, bis Oberschenkel und Oberkörper eine gerade Linie bilden. Halten Sie diese Position 3–4 Sekunden und wiederholen Sie die Übung 8–12-mal.

1

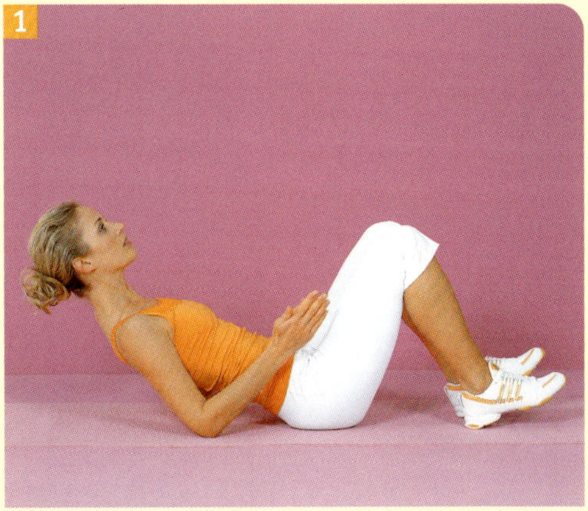

2

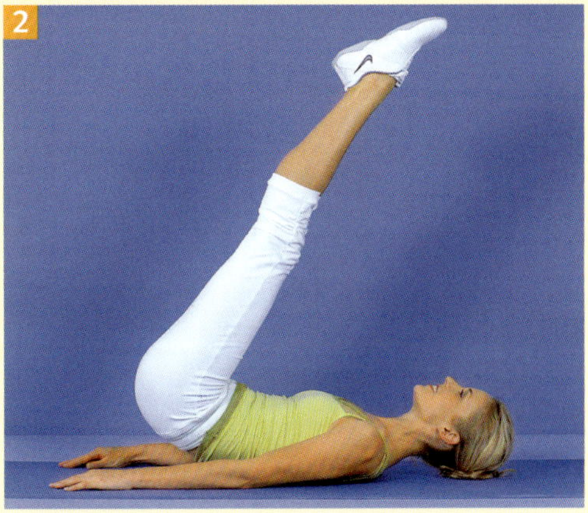

3

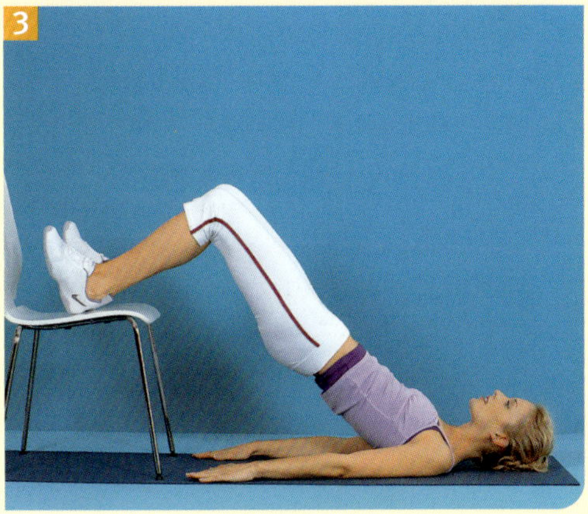

TIPP 44

Gute Durstlöscher wählen – und lustvoll trinken

VORHER UND NACHHER TRINKEN. Klar, wer stark geschwitzt hat, stillt seinen Durst am besten sofort mit frischem Wasser. Dann ist es gut, zu einem natriumhaltigen Mineralwasser zu greifen, um die Salzverluste vom Schwitzen auszugleichen. Frauen ab 40 können auch mit kalziumreichen Mineralwässern etwas für Muskeln und Knochen tun. Die Menge der Mineralstoffe steht auf der Flasche, günstig ist Wasser mit über 400 mg Kalzium pro Liter.

VORBEUGEN IST BESSER ALS AUSTROCKNEN

Fehlt es dem Körper an Flüssigkeit, wird das Blut dicker. Dann hat das Herz mehr Mühe, es durch den Körper zu pumpen, der Kopf wird weniger gut durchblutet, und die Sauerstoffversorgung gerät ins Stocken. Die Folgen: Erschöpfung, Konzentrationsschwäche, Kopfweh oder Kreislaufprobleme. Bei körperlichen Aktivitäten von mehr als einer Stunde sollten Sie deshalb alle 20 Minuten eine kleine Trinkpause einlegen. Neue Studien zeigen, dass kühle, aber nicht eiskalte Getränke vom Körper am schnellsten aufgenommen werden.

Auch im Alltag ist es gut, regelmäßig zu trinken, und zwar am besten bevor der Durst kommt, damit die Zellen immer gut versorgt sind. Wir brauchen mindestens 1,5 bis 2 Liter Flüssigkeit, um uns fit zu fühlen!

› **Fazit:** Wer leicht vergisst, zum Glas zu greifen, stellt sich die abgemessene Menge in Sichtweite bereit und sucht sich Getränke aus, die ihm wirklich schmecken. Allerdings: Säfte und Limos besser nur in Maßen, wenn es um die Figur geht.

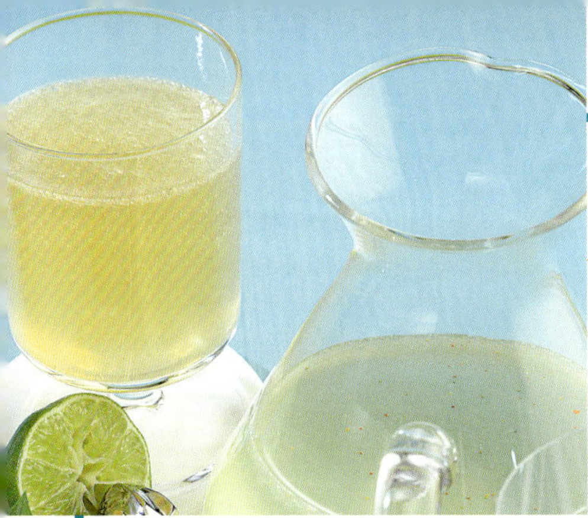

Wer stark geschwitzt hat, gibt noch eine Prise Salz in die Drinks.

Apfel-Minze-Erfrischer

1 Glas enthält (ohne Zucker):
0 g E | 0 g F | 12 g KH | 0 g Bst
58 kcal | 246 kJ

Zutaten für etwa 2 l

1 Handvoll frische Minzeblätter (oder 2 Beutel Pfefferminztee)
1 l Apfelsaft
100 ml frisch gepresster Limettensaft
evtl. 1 Prise Salz
Zucker oder Süßstoff
1,1 l Mineralwasser zum Aufgießen

1 Minze mit Apfelsaft in einen Topf geben und einmal kurz aufkochen. Durch ein Sieb gießen und abkühlen lassen.
2 Limettensaft und evtl. Salz zugeben. Nach Bedarf mit Zucker oder Süßstoff abschmecken.
3 Gläser zur Hälfte mit dem Apfel-Minz-Mix füllen und mit Mineralwasser aufgießen.

Basilikum-Limonade

1 Glas enthält (ohne Zucker):
0 g E | 0 g F | 3 g KH | 0 g Bst
17 kcal | 70 kJ

Zutaten für 1,2 l

1 Handvoll Basilikumblätter
ca. 1,1 l Wasser
100 ml frisch gepresster Zitronensaft
1 Prise Cayennepfeffer
1 Spritzer Angostura
evtl. 1 Prise Salz
Zucker oder Süßstoff

1 Die Basilikumblätter mit den Händen zerdrücken und in eine große Kanne geben. Mit kaltem Wasser übergießen. Zitronensaft, Cayennepfeffer, Angostura und evtl. Salz zufügen.
2 Die Mischung etwa 3 Minuten durchziehen lassen. Nach Bedarf mit Zucker oder Süßstoff abschmecken. Durch ein Sieb in eine Kanne oder eine Flasche gießen.

TIPP 45

Po & Co. konsequent stylen

DER PROBLEMZONE RUND UMS GESÄSS ZU LEIBE RÜCKEN. Wer viel sitzt, bekommt früher oder später die Quittung. Das macht sich besonders im Hüft- und Gesäßbereich bemerkbar: Die unterforderten Muskeln werden schlaff, und zusätzlich baut sich gerade hier mehr störendes Fettgewebe auf. Jetzt wird es höchste Zeit, um aktiv dagegen anzugehen und mit gezielten Übungen wieder für straffe Muskeln und schlanke Konturen zu sorgen.

SETZEN SIE DEN HEBEL BEI DEN RICHTIGEN MUSKELN AN

Gerade die Muskeln an Po und Oberschenkeln werden im Alltag – vor allem bei sitzenden Tätigkeiten – meist chronisch unterfordert und erschlaffen:

› **Der große Gesäßmuskel** überzieht den größten Teil des Pos. Als stärkster Hüftstrecker ist er hauptverantwortlich für die Aufrichtung des Beckens. Gut trainiert sorgt er für eine straffe, attraktive Rundung des Gesäßes.

› **Die Abduktoren** liegen an der Außenseite des Oberschenkels. Sie sorgen für Abspreizbewegungen des Beins. Dabei sind übrigens auch die äußeren Gesäßmuskeln beteiligt, die ebenfalls den Po straffer machen.

› **Die Adduktoren** liegen an der Innenseite der Oberschenkel und ziehen die Beine zum Körper (nach innen) an.

Da sich bei Frauen genetisch bedingt rund um den Po und die Oberschenkel bevorzugt Fett anlagert, machen sich hier schlaffe Muskeln besonders deutlich und viel stärker als bei Männern bemerkbar. Umso wichtiger und effektiver ist ein gezieltes Training zur Straffung dieser Partien.

Die 3 besten Übungen für Po & Co.

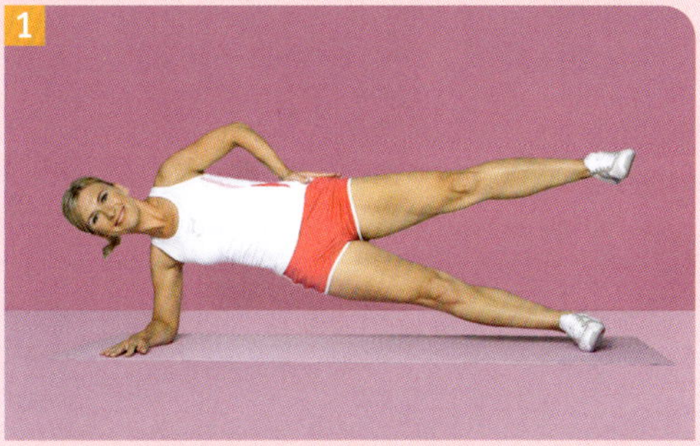

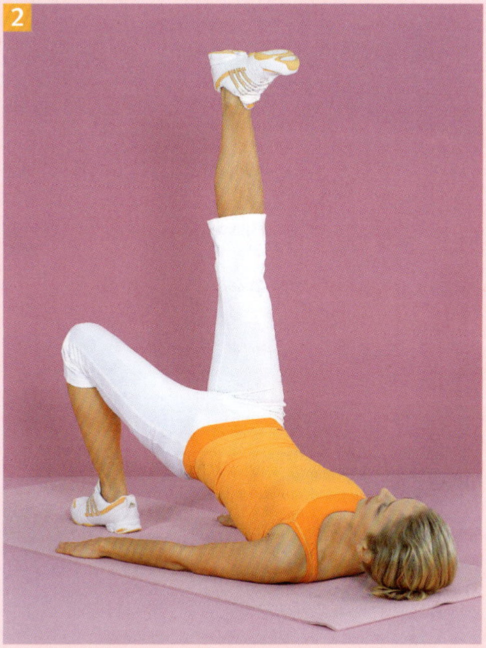

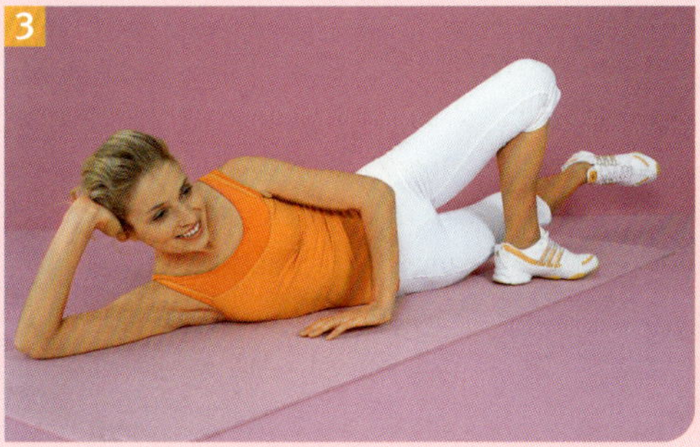

1 Abduktoren-Stütz
Drücken Sie sich in Seitlage mit angewinkeltem Bein mit der Kraft der Abduktoren vom Boden ab. Spreizen Sie zusätzlich das obere Bein gestreckt ab, bis es sich in einer Linie mit dem Oberkörper befindet. Dabei bleibt der Kopf in Verlängerung des Rückens. 1–2 Sekunden halten, die Übung auf jeder Seite 8–12-mal durchführen.

2 Lift-up für den Po
Stellen Sie in Rückenlage ein Bein gebeugt auf; strecken Sie das andere Bein nach oben. Drücken Sie sich vom stützenden Bein ab, und drücken Sie das Becken nach oben. Schieben Sie dabei das obere Bein mit der Fußsohle in Richtung Decke. Die Bewegung nur soweit durchführen, dass Sie nicht ins Hohlkreuz fallen. 1–2 Sekunden halten, dann die Seite wechseln. Jede Seite 8–12-mal.

3 Adduktoren-Stütz
Stützen Sie in Seitlage den Kopf mit der Hand. Setzen Sie das obere Bein vor dem Körper ab, und stabilisieren Sie die Balance. Heben und senken Sie aus dieser Position das untere gestreckte Bein. Halten Sie das Becken dabei stets stabil. Die Übung auf jeder Seite 8–12-mal durchführen.

TIPP 46

Mit regelmäßiger Pflege Cellulite vorbeugen

ÖFTER MAL WELLNESS FÜR DIE HAUT. Trotz unzähliger Versprechungen und horrend teurer Cremes in edlen Tiegeln ist es der Kosmetikindustrie bisher nicht gelungen, ein Mittel gegen die gefürchtete Orangenhaut zu finden. Und wenn sie einmal da ist, wird frau sie kaum wieder los. Deshalb beugen Sie rechtzeitig vor – neben Bewegung – mit Wellnessanwendungen, die den Stoffwechsel anregen – und auch der Seele gut tun.

WENN ZUVIEL FETT INS UNTERHAUTGEWEBE DRINGT

Cellulite heißt der Feind vieler Frauen, der sich im Bereich der Oberschenkel, Hüften, Po und auch der Oberarme breit macht oder ihnen zumindest drohend im Nacken sitzt. Dabei beeinflussen genetische Anlagen und der Lebensstil, wie stark sich die unbeliebten Dellen in der Haut bemerkbar machen.

Frauen besitzen im Gegensatz zu Männern eine deutlich flexiblere Bindegewebsstruktur. Wachsende Fettzellen können sich leichter durch das Netz der Kollagenfasern durchzwängen und sich als kleine, störende Unebenheiten an der Hautoberfläche bemerkbar machen. Je mehr Fett im Unterhautgewebe gespeichert ist, desto stärker sichtbar ist dieser Effekt und umgekehrt.

Alles was den Stoffwechsel und damit die Fettverbrennung anregt, hilft, das Phänomen Cellulite zu verhindern oder einzudämmen. Neben Ausdauer- und Kräftigungstraining sind das etwa Massagen, Bäder, Kneipp'sche Wasseranwendungen und Sauna.

Pflegen Sie sich schön

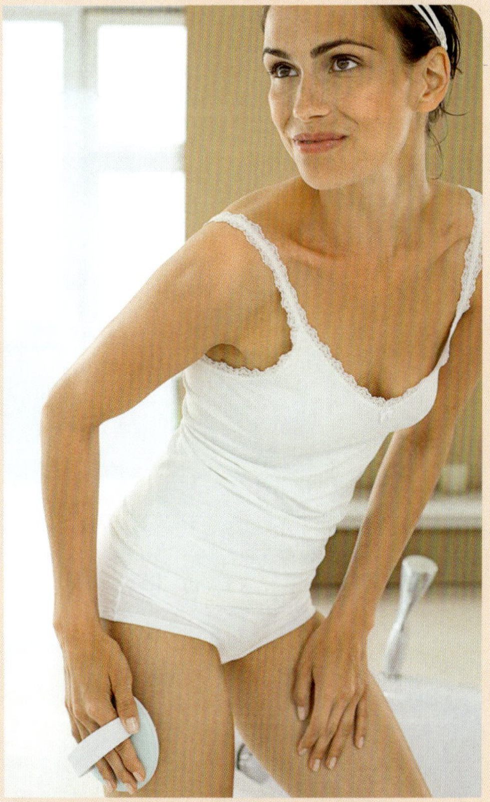

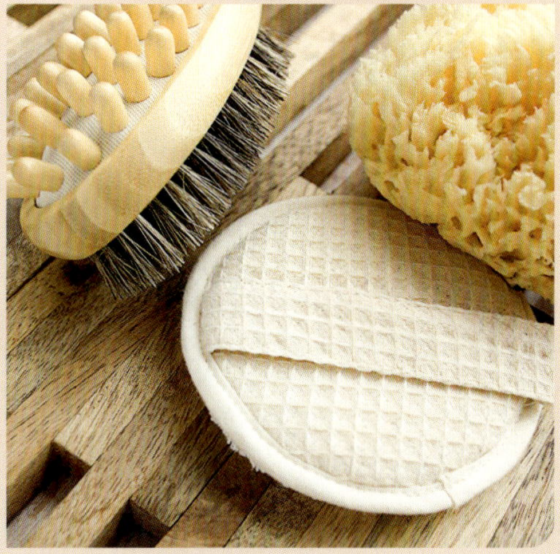

Wechselduschen

Mit diesem simplen Hausrezept fördern Sie die Durchblutung und Regeneration des Gewebes. Außerdem erreichen Sie auf Dauer noch einen Abhärtungseffekt, der Ihr Immunsystem stärkt. Dazu wechseln Sie als Abschluss Ihrer Morgendusche dreimal zwischen einer Minute kaltem und zwei Minuten heißem Wasser hin und her. Schließen Sie kalt ab, und Sie sind fit für den Tag.

› Wegen der anregenden Wirkung nie vor dem Schlafengehen anwenden.

Meersalzbäder

Bereits in der Antike schätzte man die heilende Wirkung des Meersalzes. Mit Meersalzbädern regen Sie den Stoffwechsel in der Haut an und fördern die Entschlackungsprozesse. Dazu geben Sie 500 g Meersalz ins warme Badewasser und legen sich 20 Minuten hinein.

Bürstenmassagen

Trockenbürsten fördert Durchblutung und Kreislauf und pflegt damit das Bindegewebe. Als Reaktion rötet sich die Haut ein wenig: Ihre Poren öffnen sich und sind jetzt aufnahmefähiger für Pflegestoffe. Bürsten Sie mit kreisenden Bewegungen zunächst die Beine und die Arme, dann den Rest des Körpers.

TIPP 47

Entspannt dem Stress davonlaufen statt frustriert essen

STRESSABBAU DURCH LEICHTE BEWEGUNG. Wer kennt das nicht? Wenn es nicht richtig läuft, der Tag stressig und unbefriedigend war, kompensiert man das gerne mit leckerem, leider meist ungesundem Essen und Trinken. Sporadisch mag das sogar helfen, auf Dauer straft man sich jedoch gleich doppelt: Die über den Tag angestauten Stresshormone werden so garantiert nicht abgebaut, und außerdem setzt sich Speck auf die Hüften. Was in so einem Fall wirklich hilft, ist relaxter Ausdauersport. Ausdauertraining hat zudem den Vorteil, dass es eher appetithemmend wirkt (siehe Tipp 03) und so zusätzlich vor Frustessen schützt.

EINE URALTE REAKTION ZEITGEMÄSS VERARBEITEN

Physiologisch betrachtet versetzt uns die vermehrte Ausschüttung von Stresshormonen in Alarmbereitschaft: Der Blutdruck steigt, die Muskeln werden gespannt – eine sinnvolle Reaktion des Körpers, als es noch galt, sich vor einem angreifenden Tier oder einem Feind zu schützen. Heute stressen uns normalerweise aber Probleme, die durch körperliche Aktivität nicht zu lösen sind. Als Folge bleibt die Anspannung in den Muskeln.

Damit der Stress nicht früher oder später gesundheitlichen Schaden anrichtet, müssen wir ihn anderweitig abbauen. Das geht am besten mit gemäßigtem Ausdauersport. Dabei darf der Sport allerdings nicht selbst in Stress ausarten. Daher heißt es, mindestens einen Gang zurückschalten, locker und relaxt trainieren: Damit Sie abschalten können, auf andere Gedanken kommen und anschließend die Welt wieder mit anderen Augen sehen.

Aktiv erholen

Überlegen Sie nicht lange: Ziehen Sie einfach Ihre Joggingschuhe an, schnallen Sie sich die Inlineskates unter oder schnappen Sie sich Ihr Bike. Los geht's! Vergessen Sie jeden Leistungsdruck, lassen Sie es einfach laufen und genießen Sie den Kontrast zum psychischen Alltagsstress.

› **Ganz wichtig:** Trainieren Sie weniger intensiv als gewohnt. Dann fühlen Sie sich anschließend garantiert lockerer und befreiter.

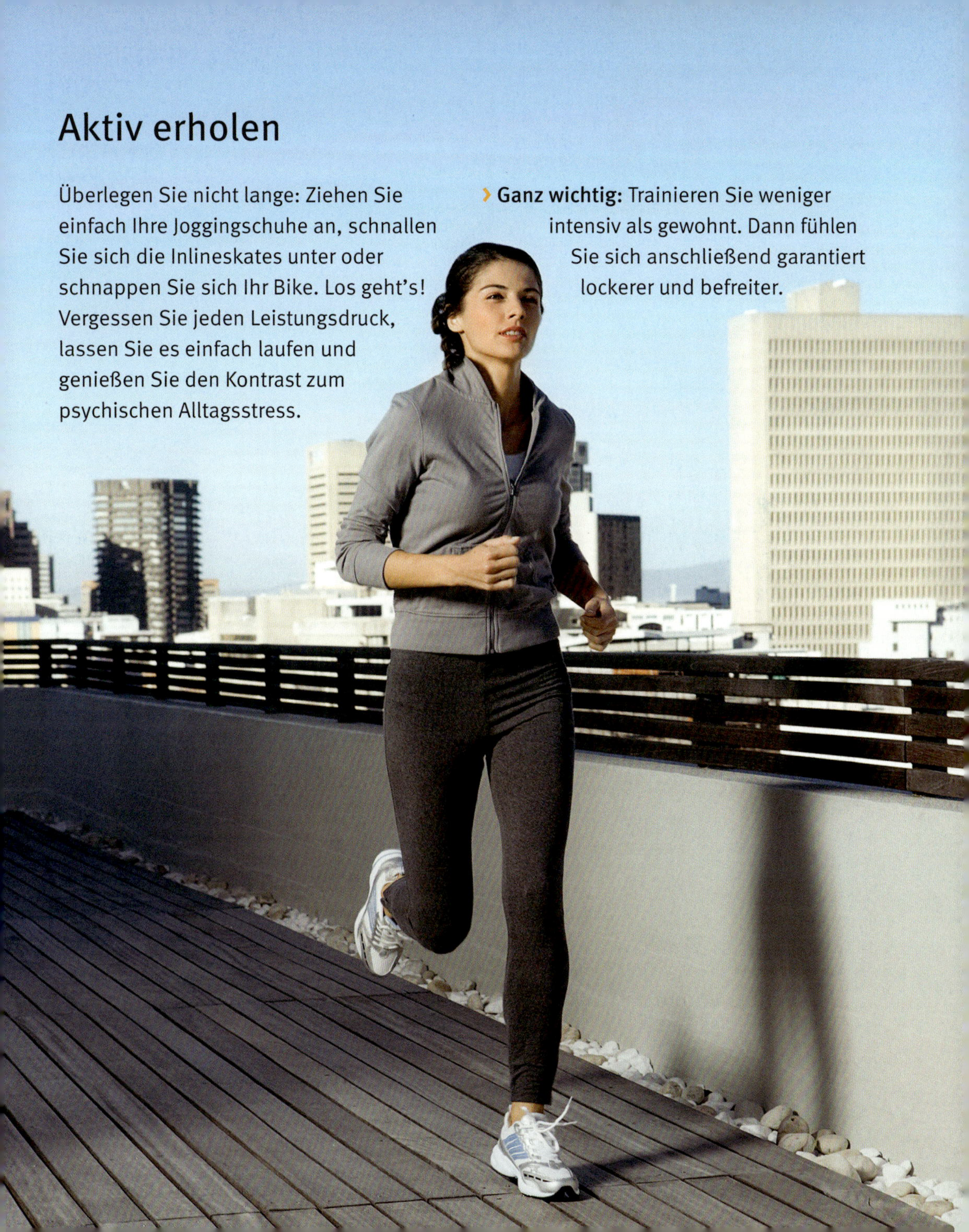

TIPP 48

Mit Mini-Workouts auch im Büroalltag aktiv sein

DER ARBEITSTAG IST VIEL ZU LANG (und damit auch zu kostbar), um ihn in Sachen Fitnesstraining ungenutzt verstreichen zu lassen. Zugegeben: Die Möglichkeiten für klassische Fitnessübungen sind am Arbeitsplatz in der Regel deutlich eingeschränkt. Außerdem möchten Sie ja auch nicht unbedingt auffallen und den Kollegen Ihr Programm »vorturnen«. Führen Sie Ihre Übungen also einfach direkt am Schreibtisch durch – versteckt und trotzdem effektiv. Täglich ein paar Minuten dieses Mini-Workouts und Sie haben einen weiteren Baustein für straffe Formen.

(GEHEIM-)TRAINING FÜRS BÜRO

Es macht schon einen echten Unterschied, ob Sie den ganzen Tag mehr oder weniger ununterbrochen sitzen oder ob Sie mit kleinen Manövern für ein Kontrastprogramm sorgen. Unser Mini-Workout:

- dauert gerade mal drei Minuten,
- fördert die Durchblutung,
- stärkt die beim Sitzen vernachlässigten Bauch- und Rückenmuskeln und
- steigert die Konzentration.

- **Fazit:** Am besten zu Hause einstudieren und dann täglich im Büro mindestens einmal oder nach Gelegenheit mehrfach anwenden.

Weitere Bewegungsmöglichkeiten im Büro: Unterbrechen Sie die Sitzmonotonie wann immer es geht. Telefonieren Sie häufiger im Stehen, erledigen Sie Arbeiten und Besprechungen an Stehtischen und gehen Sie öfters: Schon der Weg zum Fax oder Kopierer bietet Ihrem Körper willkommene Abwechslung.

Das Office-Mini-Workout

1 Bauchtrainer

Ziehen Sie Ihren Stuhl etwa 10 Zentimeter zurück. Stützen Sie sich mit den Fingern auf der Tischplatte ab. Spannen Sie aktiv die Bauchmuskeln an und heben Sie langsam die Knie ein paar Zentimeter über die Tischplatte an. Senken Sie die Knie betont langsam wieder ab, ohne die Füße aufzusetzen. Halten Sie dabei stets die Bauchmuskelspannung aufrecht. Die Übung 6–8-mal wiederholen.

2 Rückentrainer

Umfassen Sie die vorderen Enden der Unterarmstützen und setzen Sie sich betont aufrecht hin. Bauen Sie Spannung in den Muskeln zwischen den Schulterblättern auf, indem Sie an den Unterarmlehnen dosiert nach hinten ziehen. Die Spannung 3 bis 4 Sekunden halten. 6–8-mal wiederholen.

3 Schulterkreisen, rückwärts

Mit dieser Abschlussübung »massieren« Sie Ihre Schulter- und Nackenmuskeln und sorgen so für wohltuende Entspannung. Kreisen Sie Ihre Schultern etwa 30 Sekunden bewusst und langsam nach hinten, und genießen Sie die Mobilisierung dieser Körperregionen.

1

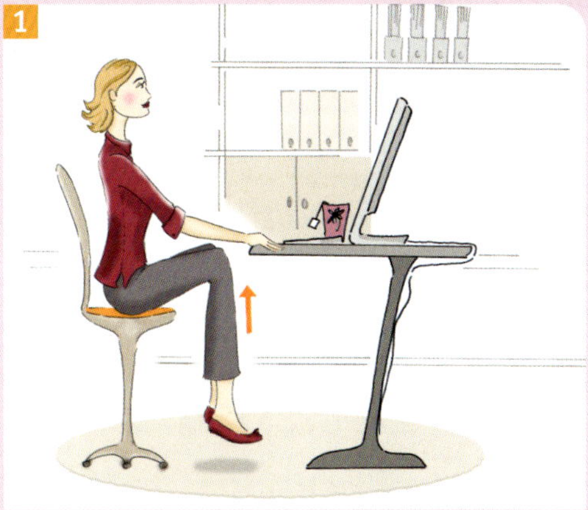

2

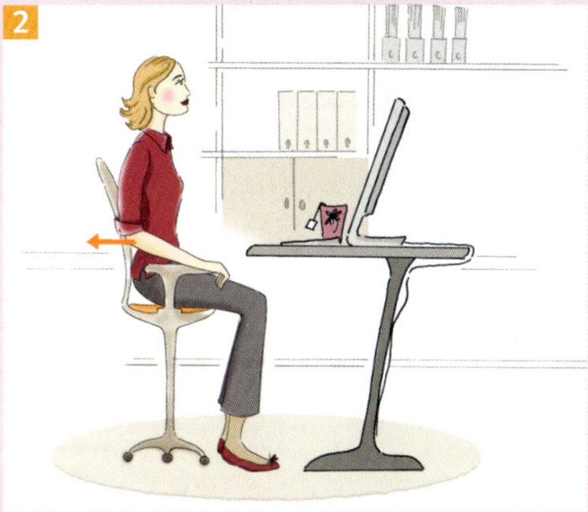

3

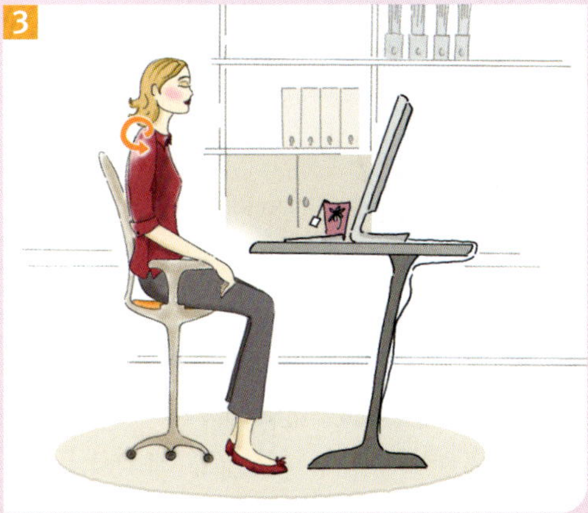

TIPP 49

Eine Übung für alles: der Squat

DER TAUSENDSASSA IN PUNKTO MUSKELTRAINING. Müsste man sich beim Training auf eine einzige Übung beschränken, dann wäre ein Squat am effektivsten und damit die erste Wahl. Dabei handelt es sich um eine spezielle Form der Kniebeuge, bei der Sie alle großen Muskelgruppen , die gegen die Schwerkraft wirken, trainieren. Und das sind zum Glück genau die Muskeln, die Sie als Fundament für eine gute Figur benötigen. Machen Sie also am besten den Squat als Basisübung zum festen Bestandteil Ihres Trainingsplans.

DIE NATÜRLICHSTE ÜBUNG DER WELT

Der Squat unterscheidet sich deutlich von einer klassischen Kniebeuge, wie Sie Ihnen vermutlich vorschwebt – und das bereits in der Ausgangsposition und noch deutlicher in der Bewegungsausführung. Damit sich die Belastung harmonisch über die Fuß-, Knie-, Hüftgelenke und den Rücken verteilen kann, bedarf es einer speziellen Bewegungstechnik. Wenn Sie diese sicher beherrschen, profitieren Sie von einer Muskelkräftigung, die sich über die gesamte Muskelkette von den Unterschenkeln, über die Oberschenkel-, Hüft- und Gesäßmuskulatur bis hinauf in die untere Rückenmuskulatur erstreckt. Sie trainieren damit das Aufrichten des Körpers gegen die Schwerkraft: die natürlichste Form der Muskelbetätigung überhaupt. Und alles mit einer einzigen Übung – ganz schön zeitsparend!

In diesem Zusammenspiel der Muskeln wird der Squat außerdem zu einer hocheffektiven Kräftigungsübung für den Rücken. Wenn Sie als Variante zusätzlich noch die Arme und den Schultergürtel mitaktivieren, wird der Squat zur Ganzkörperübung und ist damit an Effizienz nicht zu überbieten.

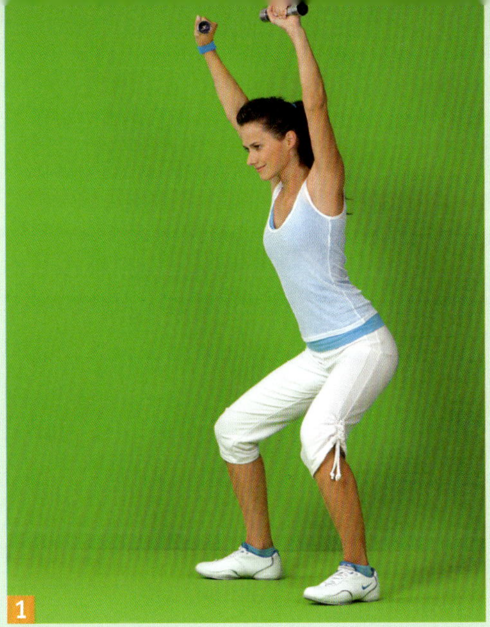

1

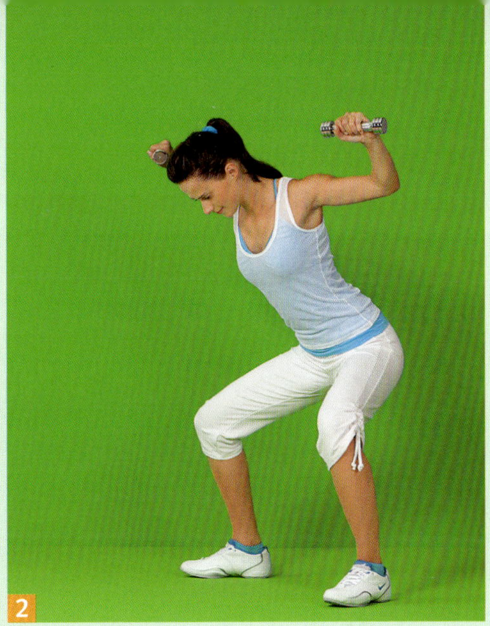

2

So funktioniert der Squat

Nehmen Sie zwei Gegenstände wie Hanteln oder Wasserflaschen. Setzen Sie die Füße mindestens schulterbreit auf, und drehen Sie die Füße leicht nach außen. Das Körpergewicht verteilt sich gleichmäßig über die gesamte Fußsohle. Gehen Sie etwas in die Knie, und kippen Sie den geraden Rücken leicht nach vorn.

1 Führen Sie die Arme mit den Gewichten in Verlängerung des Rückens nach oben. Senken Sie dann den Körper mit dem Po voran soweit ab, dass die Kniegelenke beinahe einen rechten Winkel erreichen.

2 Führen Sie während des Absenkens auch die Arme mit nach unten, wobei die Ellbogen gebeugt und etwas nach hinten gezogen werden. Anschließend den Körper mit den Schultern voran wieder aufrichten und die Arme wieder nach oben strecken.

› Wiederholen Sie diese Übung, bis Sie 10, 15, später 20 Wiederholungen erreichen. Steigern Sie dann den Schwierigkeitsgrad durch schwerere Gewichte.

› Beginnen Sie mit leichten Gegenständen von etwa 1 Kilogramm und steigern Sie das Gewicht entsprechend Ihres Fitnesszustands. Zur weiteren Steigerung können Sie – anstelle von Kurzhanteln oder Wasserflaschen – auch ein Thera-Band einsetzen. Dazu nehmen Sie die Enden des Bands in die Hände, stellen sich mit den Füßen in der Mitte drauf und führen den Squat durch.

TIPP 50

Fett abbauen und Form gewinnen durch Muskelaufbau

MUSKELTRAINING LOHNT DOPPELT: Bizeps statt Puddingarme, ein knackiger Po statt eines wabbeligen Gesäßes – das sieht nicht nur schön aus: Muskeln helfen auch Kalorien zu verbrauchen und Fett zu verbrennen. Wenn Sie sich zusätzliche Muskeln antrainieren, nehmen Sie langsam, aber sicher ab, oder Sie dürfen sich eine Extraleckerei gönnen, ohne zuzunehmen. Und Ihre Figur profitiert in jedem Fall!

JEDES EXTRAKILO MUSKELSUBSTANZ KILLT 1,5 KG FETTGEWEBE

Neue wissenschaftliche Studien machen deutlich: Der entscheidende Faktor beim Abnehmen und vor allem zur dauerhaften Gewichtskontrolle ist Muskelaufbautraining. Denn Fett wird ausschließlich in der Muskulatur verbrannt, und zwar rund um die Uhr – je mehr Muskeln man besitzt, desto leichter geht's. Diese Tatsache gewinnt ab dem 30. Lebensjahr zusätzlich an Bedeutung, weil von da an – hormonell bedingt – ein schleichender Muskelabbau einsetzt, dem Sie allerdings mit gezieltem Muskelaufbau erfolgreich entgegenwirken können.

› **Hierzu ein Rechenbeispiel:** Wenn es gelingt, 3 kg Muskelmasse aufzubauen, werden täglich etwa 100 kcal mehr an Energie verbraucht. Hochgerechnet aufs Jahr entspricht das 36.500 kcal. Da ein 1 kg Fett einen Brennwert von 7000 kcal besitzt, ergibt sich rechnerisch ein Fettabbau von gut 5 kg im Jahr – allein durch die antrainierte Muskulatur! Diese Rechnung gilt leider auch in umgekehrter Richtung, weil man ab 30 – ohne entsprechendes Ausgleichstraining – in einer Lebensdekade gut 3 kg an Muskelmasse verliert und in dieser Zeit statt dessen 5 kg an Fett zulegt.

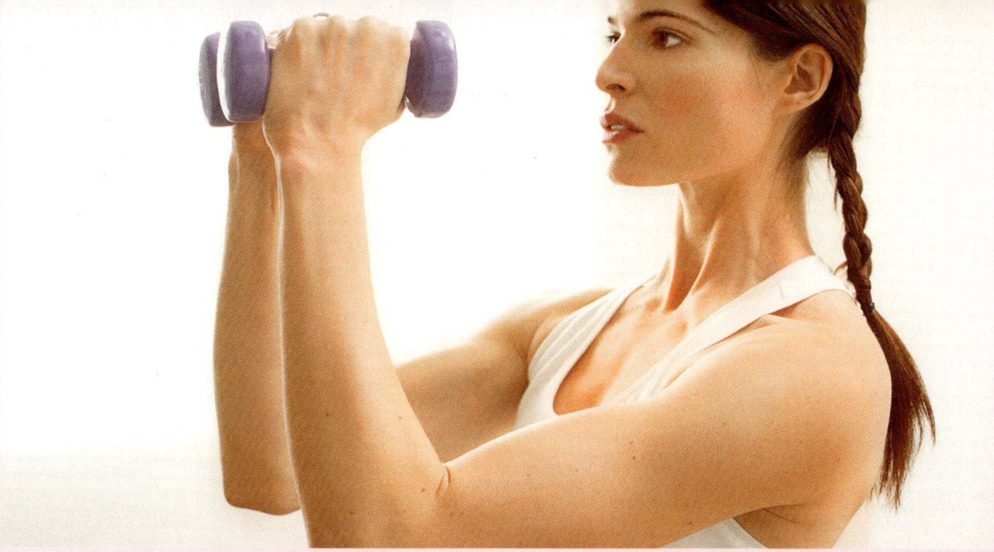

Die wichtigsten Tipps zum Muskelaufbau

Trainingsintensität

› Führen Sie als Einsteiger die Übungen immer so durch, dass Sie etwa 10–15 Wiederholungen schaffen. Dabei sollten Sie nicht bis an Ihre Grenze gehen und noch die eine oder andere Übungswiederholung »in Reserve« halten.

› Mit zunehmender Trainingserfahrung sollten Sie sich dann intensiver fordern und den Schwierigkeitsgrad der Übungen so steigern, dass Ihre Muskulatur innerhalb von 8–12 Wiederholungen ermüdet. Das ist der effektivste Bereich für den Muskelaufbau.

› Wenn Sie mit Ihrem Muskelanteil (eines Tages) zufrieden sind und primär eine Straffung anstreben, sollten Sie die Übungen etwas einfacher wählen, sodass Sie 15–20 Wiederholungen schaffen.

Bewegungsqualität

› Achten Sie immer auf eine saubere Bewegungstechnik mit gleichmäßig kontrolliertem Tempo – stets ohne Schwung.

› Ganz wichtig ist auch eine gleichmäßige Atmung: Luft anhalten oder pressendes Atmen bitte unbedingt vermeiden!

Ernährung

› Trainieren Sie nicht mit knurrendem Magen; überbrücken Sie Hungergefühle z. B. mit einem leckeren Power-Riegel.

› Der optimale Zeitpunkt fürs Training ist der frühe Abend mit anschließendem Abendessen, weil der Körper danach die Energie optimal verarbeiten kann.

› Mit Protein sorgen Sie für den nötigen Eiweißüberschuss, den der Körper als Baumaterial für die Zellen braucht.

Bücher, die weiterhelfen

- Bönström, Valerie; Trunz-Carlisi, Elmar: Das Mrs. Sporty-Konzept mit Stefanie Graf: Lebenslust und Energie in 30 Minuten. Wunderlich, Reinbek
- Buskies, Wolfgang; Boeckh-Behrens, Wend-Uwe: Fitness-Gesundheits-Training. Rowohlt Taschenbuch Verlag, Reinbek
- Rüegg, Johann Caspar: Gehirn, Psyche und Körper. Neurobiologie von Psychosomatik und Psychotherapie. Schattauer, Stuttgart
- Schonert-Hirz, Sabine: Machen Sie Ihren Kopf fit für die Zukunft. Campus, Frankfurt
- Storch, Maja; Cantieni, Benita; Hüther, Gerald; Tschacher, Wolfgang: Embodiment – Die Wechselwirkung von Körper und Psyche verstehen. Huber Verlag, Bern
- Trunz-Carlisi, Elmar; Freiwald, Jürgen; Konrad, Peter: Fit durch Muskeltraining: 37 Trainingstafeln für Kräftigung und Dehnung. Rowohlt, Reinbek

Bücher aus dem GRÄFE UND UNZER VERLAG

- Bimbi-Dresp, Michaela: Das große Pilates-Buch
- Burger, Doris: Sofa-Workout. Schlank in der Werbepause
- Connell, Uwe: 1 Übung – 4 Muskelgruppen
- Dusy, Tanja: Leichte Saucen & Dips. Voller Genuss
- Grillparzer, Marion: Fatburner. So einfach schmilzt das Fett weg
- Hainbuch, Dr. Friedrich: Progressive Muskelentspannung
- Hederer, Markus: Laufen statt Diät. Das einzige kombinierte Lauf- und Abnehmbuch mit Bodyforming-Programm
- Kayadelen, Silke: Ich coach dich schlank
- Kuhnert, Christin: Superbody mit Pilates Das neue Kult-Training der Stars
- Lange, Elisabeth; Trunz-Carlisi, Elmar: Schlankmacher. Die 50 besten GU-Tipps
- Lange, Elisabeth; Wiesner, Susanne: Der Schlankheits-Code. Ihr persönlicher Schlüssel zum Abnehmen
- Matthaei, B.: 99 federleichte Rezepte für jeden Tag
- Schmidt/Helmkamp/Mack/Winski: Nordic Walking
- Schuhn, Jutta; Trunz-Carlisi, Elmar: Bodystyling ab 40
- Trunz-Carlisi, Elmar; Pape, Detlef; Schwarz, Rudolf; Gillessen, Helmut: Schlank im Schlaf – der Fitness-Turbo
- Trunz-Carlisi, Elmar: Personal Trainer. Tests und Workouts nach Maß
- Tschirner, Torsten: Der BBP-Trainer
- Tschirner, T.: Fit mit dem Thera-Band
- Winkler, Nina: Bauch, Beine, Po – intensiv

Adressen und Links, die weiterhelfen

Rund um Sport und Bewegung

› Deutscher Verband für Gesundheitssport und Sporttherapie e.V.
Vogelsanger Weg 48
50354 Hürth-Efferen
www.dvgs.de

› Deutsche Gesellschaft für Sportmedizin und Prävention
Klinik Rotes Kreuz
Königswarter Straße 16
60316 Frankfurt/Main
www.dgsp.de

› Deutscher Olympischer Sportbund
Otto-Fleck-Schneise 12
60528 Frankfurt am Main
www.dosb.de

› Österreichischer Fachverband für Turnen
Schwarzenbergplatz 10
1040 Wien
www.austriangymfed.at

› Schweizerischer Turnverband
Bahnhofstraße 38
5001 Aarau
www.stv-fsg.ch

Personal Trainer

www.personal-trainer-network.de
www.personalfitness.de

Fitness-Equipment

› www.cardiofitness.de
› www.artzt.eu

Fitnessstudios für Frauen

› www.mrssporty.de

Rund um die Ernährung

› Deutsche Gesellschaft für Ernährung e. V.
Godesberger Allee 18
53175 Bonn
www.dge.de

› Österreichische Gesellschaft für Ernährung
Geschäftsstelle
Zimmermanngasse 3
1090 Wien
www.oege.at

› Schweizerische Gesellschaft für Ernährung
Schwarztorstrasse 87
Postfach 8333
3001 Bern
www.sge-ssn.ch

Sachregister

Alle Tipps auf einen Blick

Die Autoren

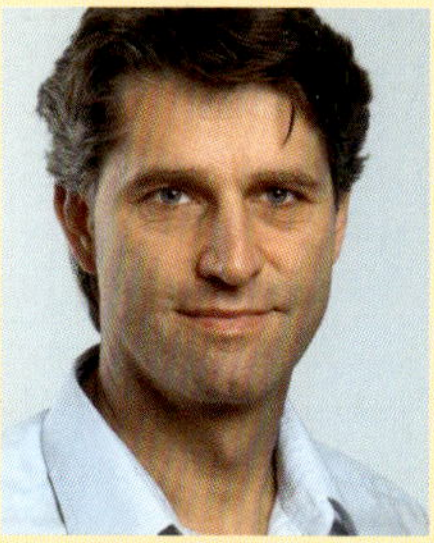

Elmar Trunz-Carlisi ist Sportwissenschaftler und leitet das Institut für Prävention und Nachsorge in Köln. Er ist auf Gesundheitssport und Fitness spezialisiert und veröffentlichte viele Beiträge in Publikums- und Fachzeitschriften, Büchern, im Rundfunk und TV. Außerdem ist er Autor und Co-Autor der GU-Schlank-im-Schlaf-Bücher und als Referent/Dozent tätig.

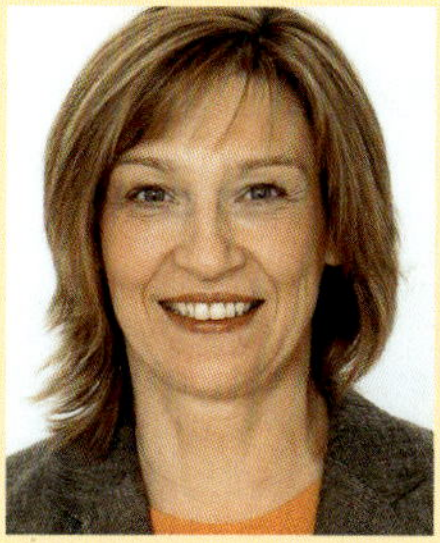

Elisabeth Lange studierte Ernährungswissenschaften und war viele Jahre Redakteurin bei einer großen Frauenzeitschrift. Heute lebt sie als freie Wissenschaftsjournalistin und Buchautorin in Hamburg-Eppendorf. Nach einer Reihe von Bestsellern (z. B. »Fleischlos glücklich«, »Pilze im Körper«, »Älterwerden ist nichts für Feiglinge«) hat sie 2008 den GU-Titel »Der Schlankheitscode« geschrieben. Sie liebt es, aktuelle Forschung spannend und praxisnah aufzubereiten.

IMPRESSUM

Projektleitung: Sarah Schocke
Lektorat: Ulrike Schöber, Dortmund
Layout: independent Medien-Design, Horst Moser, München
Herstellung: Claudia Labahn
Satz: Liebl Satz+Grafik, Emmering
Reproduktion: Repro Ludwig, Zell am See
Druck: Firmengruppe APPL, aprinta druck, Wemding
Bindung: Firmengruppe APPL, sellier druck, Freising

ISBN 978-3-8338-1779-3

1. Auflage 2009

Bildnachweis

Rezepte: Studio L'EVEQUE/H. u. T. Bischof
Weitere Fotos: Corbis: 39, 41, 65, 67, 81; F1 online: 89 (o. 2. v. li.); Getty: 3, 12/13, 15, 29, 35, 53, 63, 71, 79, 87, 89 (o. 1. v. li.), 97 (u.); GU-Archiv: H. Bischof: 19, 27, 45, 61, 73, 85, 93; K. Blaschke: 7, 21, 25 (mi. 3. v. li.), 83 (o.), 95 (u.); L. Helou: 101; J. Junge: 25 (u. li. + re.), 47, 95 (o.); L. Kellner: 9; J. Rodach: 23; T. Roch: 25 (o. li. + o. re.), 83 (u.), 91, 95 (mi.), 103; I. Schobel: 75; M. Weber: 25 (mi. 1. + 2. v. li.), 33, 77; Jump: 69, 97 (o.); Mauritius: 11, 17, 49, 89 (u. 1. v. li.), 105; Plainpicture: 5, 99; Photocuisine: 89 (o. 4. v. li.); Stockfood: 89 (o. 3. v. li. + u. 2. v. li. + u. 3. v. li. + u. 4. v. li.)

Syndication:
www.jalag-syndication.de

Umwelthinweis

Dieses Buch wurde auf chlorfrei gebleichtem Papier gedruckt. Um Rohstoffe zu sparen, haben wir auf Folienverpackung verzichtet.

Wichtiger Hinweis

Die Gedanken, Methoden und Anregungen in diesem Buch stellen die Meinung bzw. Erfahrung der Verfasser dar. Sie wurden von den Autoren nach bestem Wissen erstellt und mit größtmöglicher Sorgfalt geprüft. Sie ersetzen jedoch nicht die ärztliche Beratung bzw. Therapie. Weder Autoren noch Verlag können für eventuelle Nachteile oder Schäden, die aus den im Buch gegebenen praktischen Hinweisen resultieren, eine Haftung übernehmen.

Die GU-Homepage finden Sie im Internet unter www.gu-online.de

GRÄFE UND UNZER
Ein Unternehmen der
GANSKE VERLAGSGRUPPE

Unsere Garantie

Alle Informationen in diesem Ratgeber sind sorgfältig und gewissenhaft geprüft. Sollte dennoch einmal ein Fehler enthalten sein, schicken Sie uns das Buch mit dem entsprechenden Hinweis an unseren Leserservice zurück. Wir tauschen Ihnen den GU-Ratgeber gegen einen anderen zum gleichen oder ähnlichen Thema um.

Liebe Leserin und lieber Leser,

wir freuen uns, dass Sie sich für ein GU-Buch entschieden haben. Mit Ihrem Kauf setzen Sie auf die Qualität, Kompetenz und Aktualität unserer Ratgeber. Dafür sagen wir Danke! Wir wollen als führender Ratgeberverlag noch besser werden. Daher ist uns Ihre Meinung wichtig. Bitte senden Sie uns Ihre Anregungen, Ihre Kritik oder Ihr Lob zu unseren Büchern. Haben Sie Fragen oder benötigen Sie weiteren Rat zum Thema? Wir freuen uns auf Ihre Nachricht!

Wir sind für Sie da!

Montag – Donnerstag: 8.00 – 18.00 Uhr;
Freitag: 8.00 – 16.00 Uhr
Tel.: 0180-5 00 50 54*
Fax: 0180-5 01 20 54*
E-Mail:
leserservice@graefe-und-unzer.de

*(0,14 €/Min. aus dem dt. Festnetz/Mobilfunkpreise können abweichen.)

P.S.: Wollen Sie noch mehr Aktuelles von GU wissen, dann abonnieren Sie doch unseren kostenlosen GU-Online-Newsletter und/oder unsere kostenlosen Kundenmagazine.

GRÄFE UND UNZER VERLAG
Leserservice
Postfach 86 03 13
81630 München